◆希望の最新医療◆

救いの総合診療医

新・総合診療専門医が日本の医療を変える！

桜の花出版 取材班

はじめに

患者にとって、初期の自覚症状は何科に行けばよいか迷うことがある。例えば、頭痛、胃もたれ、ふらつき、倦怠感、何かの違和感など、症状は複合的で曖昧《あいまい》なものである。これら軽度の症状には、大病を知らせる重大な異変の可能性があるにも拘《かか》わらず、一発で言い当てられる内科医は少ない。医師からは、「自分の専門領域では異常はないので他の診療科に」と言われるのはまだマシな方で、その大半は「異常ありませんね！」の無責任な一言で終わってしまうのである。或いは、ストレス性、心因性が原因と言われて精神科を紹介されることもある。

日本の場合、大病院の診療科は細分化され、さらに各医師が得意とする専門領域や治療法も分かれる。これは、病気が確定している患者にとってはよいが、原因が特定できない患者や複合的な症状がある場合、各病院を彷徨《さまよ》ってしまうことになる。

これを的確に診断、方針を決めるのが総合診療医である。従来の「かかりつけ医」と違い、専門的な訓練を受けた「臓器にかかわらず様々な身体や心の問題に対して診療する医師」である。もちろん、手術などが必要ならば各専門医を紹介する。

総合診療医が注目されているのは、日本の医療システムを変える可能性があるからだ。そこで、日本の総合診療医の中心的存在である竹村洋典医師にインタビューした。そこから見えて来たのは、日本が目指すべき医療の明瞭なヴィジョンだった。

それは、新しい日本型の家庭医が地域でしっかりと根付き、初期診断と治療、健康管理を指導する体制である。重症者や各臓器の専門医の対応が必要と判断すれば、地域の基幹病院、大学病院に患者を紹介する。そうすることによって、大病院に患者が集中することを避けることができるし、専門病院は本当の重症者に集中することができる。

この竹村医師のインタビューは広範囲に及んだ。忙しい診療の合間に竹村医師は、ある患者の診断例から国家の医療政策まで熱く一気に語ってくれた。その中で見えてきたのは、高齢化社会と医療費の問題を解決するためには、総合診療医育成こそが鍵ということである。

患者にとって「総合診療医」こそが、本当に必要な医師であるのだ。

平成二十八年十月　　桜の花出版 取材班

＊目次

医療政策の提言　113

夢と情熱を持って進む！ 149

※この本は、どちらの章からでもお読み頂けます。
第1章は「総合診療医とは何か」
第2章は「竹村洋典 医師インタビュー」

第1章　総合診療医とは何か

これからの医療改革を推進する総合診療医

高度でありながら幸福でない日本の医療

今日の日本の医療レベルは、海外と比較して決して劣ることはありません。アメリカ、ドイツ、フランスに続き、世界トップクラスです。にもかかわらず、日本の国民は、今の日本の医療に満足していないといわれています。

地方では、医師不足が深刻化しています。都市部でも、救急外来で受診が断られる、慢性的に入院病床が確保しにくい、医療を必要としている患者がすぐに入院できない、医療機関では予約を入れても待たされ、待っても「3分間診療」と揶揄《やゆ》されるような状態です。

待ちに待った診療室に入っても、医師はパソコンの画面を見ながら「どうしました？」と問い、振り向きもせず急いで患者の答えを入力するのを見て「顔色も見なくて診断できるのか」と思いつつ、本当に言いたいことも言えず、本当に聞きたいことも聞けずに帰ってくる。そして、さらに次の病院を探して受診する。このように医療機関を放浪《さまよ》っている患者は、自身も、そして、受診する医師側も疲労させてしまいます。

そもそも、日本人は、どうしてこんなに頻繁《ひんぱん》に医療機関に通うのでしょうか。どうしてこんなに頻繁に検査や画像診断が行なわれるのでしょうか。そして、どうしてこんなに多くの薬を内服しているのでしょうか。

これでは、日本人が健康感を感じられないのも無理はありません。また、健康感は、幸福感に直結しますから、日本人は幸福感を感じられない人生を送っていることになります。

医療の進歩と共に進む医師の専門性

医療の進歩に伴《ともな》い、医療現場では、医師個人の専門性が高まっていきます。その結果、医療の進歩に従って、「すべての医師が心臓カテーテル検査を実施できる、すべての医師が消化器の手術ができる」という状況を作ることには無理があります。医療が高度になるほど、一人の医師がカバーする範囲は狭まり、またその分野での知識が増え専門医療機器の技術レベルが高まります。治療の対象を狭めることによって、よりきめの細かい、効果的な診断や治療が可能にもなるのです。国民が技術レベルの高い医師「名医」を求め、医師も早く専門分野で実績を上げたいと願うならば、専門分野の精鋭化は、自然の流れです。

国民皆保険制度でどの病院もフリーパス

医療が進歩した国においても、その進歩した医療に人々がアクセスできない場合がありあます。例えば、アメリカでは、経済的に裕福でないと最先端医療の恩恵にあずかることができません。高い診療費を取る高名な医師には、日頃よほど高額な医療保険に入っていなければ、受診したり手術を受けたりすることはできないのです。

この点、国民皆保険制度を堅持している日本の医療制度は優れている点が多くあります。

現在の日本では、紹介状がなくても、別途料金（初診で1万円程）を払えば大病院で受診できるシステムになっていますが、諸外国では、本当に費用がかかる健康保険に入っていないと滅多なことでは受診できないことが多いのです。また、通常の受診も長期間待たされることは常識です。

しかし、フリーアクセスが許されている、そして国民皆保険制度の日本では、許容量を超えた多くの患者が大病院や大学病院を受診し、飽和状態となり、目指すべき健全な体制とは言い難い現状です。

このような状況は、専門知識を活かして良い治療を行なおうとする医師にとっても、患者にとっても、有益なことではありません。

総合診療医が日本の危機を救う

このような状況を改善するために、国も乗り出しています。

厚生労働省による「専門医の在り方に関する検討会」の最終報告書（平成25年4月）を受けて、日本の専門医の育成と認定を統一的に扱う第三者機関として、平成26年

7月に、「一般社団法人日本専門医機構」が設置されました。

これまで各学会が独自で制度を決め専門医、認定医、指導医を決めてきましたが、数多くの学会がそれぞれ資格を認定したことで、資格の質の低下が生じていた可能性があります。そこで、専門医の認定は各学会ではなく、中立的第三者機関で行なうこととなり、平成26年、日本専門医機構が発足されました。

専門医制度は、基本領域とサブスペシャルティ領域の2段階制で、すべての医師がいずれかの基本領域の専門医資格を取得することを基本としています。

そして、特筆すべきは、基本領域の専門医資格に「総合診療専門医」が新しく追加される予定であることです。これは、とても大きな改革です。医師の教育システムも大きく変更されるため、今、急ピッチで準備が進められています。

優れた総合診療専門医が全国で必要なだけ育っていくことで、日本の医療問題となっている患者の飽和状態が解決されることに、大きな期待が寄せられています。

日本専門医機構が推進する専門医制度

基本領域専門医（19 領域）
内科
小児科
皮膚科
精神科
外科
整形外科
産婦人科
眼科
耳鼻咽喉科
泌尿器科
脳神経外科
放射線科
麻酔科
病理
臨床検査
救急科
形成外科
リハビリテーション科専門医
総合診療

2018 年度から、基本領域専門医に「総合診療専門医」が新設される予定です。近年「総合診療科」が多くの病院で設立されるようになりました。あまりにも専門化・細分化しすぎた現代医療の中で、特定の臓器疾患に限定せず多角的に診療を行なう部門です。同じ病気でも、色々な部位に違う症状が出ることは往々にしてあります。また、違う病気でも同じ症状になることもあり、病因の特定は簡単ではありません。長年病因がはっきりしない場合や治療を受けても成果が上がらない時は、総合診療科を受診するのが有効です。

優れた総合診療医とは?

では、優れた総合診療医とはどんな医師でしょうか。

①患者のそばにいる

総合診療医は、患者に最も近いところで診療している医師です。必ずしも距離的に一番近い病院である必要はありませんが、必要なときに、まず患者が訪れる医療機関にいる〝お医者さん〟です。

同じ病気でも、患者によって痛みや症状についての訴え方、説明の仕方が違うのですから、それを聞き分ける能力が必要とされます。

②患者の様々な健康問題に対応できる

高齢になれば、人によっては、内科、整形外科、さらに老年科にも受診しているかもしれません。さまざまな診療科にまたがる多くの知識や技能、そしてそれらを統合する卓越した問題解決能力が要求されます。

一生の間にはいろいろありますから、一時的な精神の不調にも対処し、さらには健康な人、というより健康だと自分では思っている人々も、実は健康増進・疾患予防活動の対象になる場合があります。

③患者の立場に立てる

一方、医学的には問題がなくても、頻繁に医療機関を訪れるような人にも対応することもあるでしょう。病気の原因に、患者や家族の生い立ち、社会的・経済的状況といった患者の背景が関与していることもあるかもしれません。こうした医療以外の事柄にも対応できる医師です。

④いろいろな人とよい連携が取れる

総合診療医であれば臓器、年齢、性別を問わずに多くの疾患に対応できます。受診した患者を、自分の医療機関に必要以上に抱え込まず、自分の診療の範囲を超えた診断や治療を必要としているときには、専門診療科に紹介します。必要なときに必要に応じて、さらに詳細な各分野の専門医に紹介してくれるという安心感が、治療の基本です。この連携のために、総合診療医は、病院や診療所の専門診療科と深い信頼関係が必要です。

この他にも、たくさんの人と連携する必要があります。今後、ますます在宅医療が増えていきます。自宅で最期まで過ごすことを希望する人も増えるでしょう。

在宅診療などでは、患者を中心として、ケア・マネージャー、ホームヘルパー、訪問看護師、薬剤師、栄養士、リハビリのための作業療法士、介護関連施設の職員、その他、（徘徊したときに世話になるかもしれない）警察官を含め、いろいろな職種の人々が医療にはかかわっています。

⑤総合診療医は総合プロデューサー

総合診療医は、専門領域が明確な専門医（各臓器などの専門医）よりもさらに患者の全体を把握して、最適な治療にむけ、または最適な人生にとって適材適所に人員を配置する必要があります。それゆえに医療における総合診療医の立ち位置や規範的考え方も、これまでと違ったものになります。

日本では、医療機関へのフリーアクセスの恩恵を最大限に生かして、患者自身が最適と考える医師を訪れます。しかし、その患者の選択は必ずしも正しいとは限りません。良い総合診療医がいれば、確実に必要な専門診療科の医師に紹介してもらえます。

総合診療医が地域にしっかり根付き、システムが十分に機能を発揮できれば、不適切な救急外来への受診や入院も、必要のない大病院への直接受診も減少するかもしれません。総合診療医がケアしているのならば、入院している患者が在宅へスムーズに移行できるかもしれません。このように堅強なプライマリ・ケアは、健全な医療システムにとって必要不可欠といえます。

総合診療医は、患者の身近で活躍するので、患者の考えや期待など、患者の立場に立った医療を行なうことがより可能になるといえます。

患者の考えや治療の希望を把握することは、診療のコンプライアンス＝遵守（例えば患者が薬を薬剤規定どおりに飲むことなど）に影響し、それはすなわち治療効果が上がることが期待されます。

患者と同じ基盤に立って患者を診ることができる総合診療医の機能は、超高齢化社会を迎える日本にとってとても重要です。

現在、医療の地域偏在や医療費の高騰などによって、地域での医療崩壊が各地で起こり、地域医療をどのように再生させていくか、地方自治体が頭を悩ませています。総合診療医療がその際の重要な拠点となるとして、今、国家をあげてシステム構築を急いでいるところです。

次章は、総合診療医として最先端を行く、三重大学大学院医学系研究科 家庭医療学・医学部附属病院 総合診療科・竹村洋典医師への核心をついたインタビュー内容です。

第2章　竹村洋典 医師インタビュー

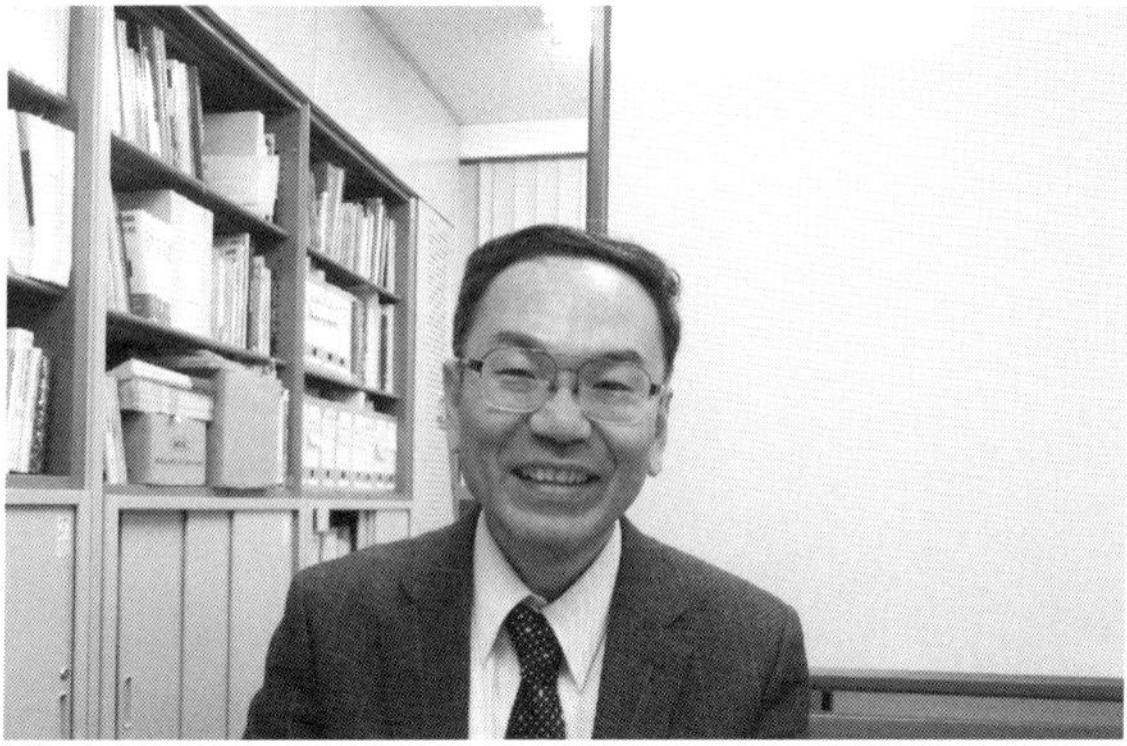

竹村《たけむら》 洋典《ようすけ》 医師（総合診療）

三重大学大学院医学系研究科臨床学系講座家庭医療学分野・医学部附属病院総合診療科教授
昭和57年 早稲田大理工学部から防衛医科大入学、昭和63年防衛医科大卒業、昭和63～平成2年 防衛医大病院等で総合臨床医学研修、平成3～6年 米国テネシー大学家庭医療レジデント、平成10～13年 防衛医大病院総合臨床部・助手
平成13～19年 三重大学医学部附属病院総合診療科・准教授、平成21年 同病院教授、平成22年 同大学大学院医学系研究科臨床医学系講座家庭医療学分野 教授・同医学部附属病院総合診療科 科長。アメリカ家庭医療専門医、アメリカ家庭医療学会フェロー、日本プライマリ・ケア連合学会プライマリ・ケア認定医・指導医、同学会理事、日本内科学会総合内科専門医・指導医、同学会評議員、日本医学教育学会代議員。日本プライマリ・ケア連合学会和文誌編集長、Asia Pacific Family Medicine Journal 編集長。医学博士。

日本と海外の比較

アメリカの医師免許更新・専門医更新で思うこと

――竹村先生のもとには多くの患者が訪れ、いつも予約でいっぱいと聞きました。診療以外ではどのような活動をされていますか。

竹村　昨日、東京でアメリカの家庭医（総合診療医）の専門医更新の試験を受けて来ました。アメリカの医師免許は維持するだけで大変ですが、専門医を維持するのはさらに面倒です。日本だったら学会に行ってお金を払って学術大会に参加すると済む場合も多いです。一方でアメリカの専門医の更新では、一番面倒なことは、生涯教育の時間が必要数必要であり、それらが修得できたか否かも評価もされます。

評価が悪いと、受けた教育の時間として計算されません。

あとは3年に1回の試験が計3回ありますが、これはインターネット・ベースでできる試験です。

何種類かの試験がありますが、ある試験は、試験画面に最近数年間にあったすべての医学的エビデンス（根拠）に関する論文が掲載されています。そこから問題が出ていて、その論文はネットでいくらでも見て良いことになっています。しかし論文数が何千と掲載されていて、どこかに答えは書いてあるとは思いますが、とても全部は読めません。このテストの趣旨は、医師として、「最新のエビデンスに常に追いつきなさい」ということです。

次の試験はコンピューター上に仮想患者がいて、「あなたは、次にどんな医療行為をしますか」と聞かれ答えていく形式です。一人の仮想患者を診るのに、8時間くらいかかる場合もあります。すごく面倒な試験です。例えば、「意欲が落ち、落ち込んでいます」という要するにうつ病の症例の問題がありました。診断に至るのも大変なのですが、うつ病だという診断をした後に、「薬を出す」「精神療法をする」「休養を与える」「カウンセラーに頼む」などいろいろな選択肢があります。

しかし、この問題ではどの選択肢をコンピューター上で選んでも試験問題は先に進みませんでした。「何でだろう、おかしいな」と思って、あらゆる選択肢を押したのですが、先に進めなく、最後に「もう、これは分からない」と諦め半分で、「看護師に電話をさせる」、次に「1週間後に（患者）に連絡をする」を選択して、やっと問題の先に進みました。

「看護師さんが1週間後に患者さんに連絡して、患者さんの状態を確認する」が答えなんです。治療に対して看護師さんとの良い連携がないとケアがうまくできません。このように問題に対し、出した答えが合わないと、先に進めません。そういうコンピューターベースの患者を診なさいという試験が、3年間に1回あるのです。

もっと大変な試験は、実際に患者さんなどに介入する試験です。実際の患者さんにです。例えば、今診ている患者さんたちのメンタルヘルス不調改善のための健康増進運動を実施し、状況を改善しなさいというものです。ポスターを作ったり勉強会をして、その前後で患者さんにアンケートをし、患者のメンタルヘルスが向上したかどうかというデータを取るというものでした。先日受けた試験の課題は「手洗い」についてで、私と一緒に働いている看護師さんたちに手洗いの重要性について教育して、その看護師さんたちに手洗いに関するアンケートの回答をその教育の前後で依頼するのです。

しかし、結果が全部日本語でありアンケート結果の翻訳が必要ですから、困ってしまってアメリカの専門医認定機構に問い合わせたら、「あなたが訳したら嘘になる可能性があるから、秘書に頼んでください」と言われました。

この課題では、いくら手洗いの勉強会をしても、患者さんが実際に手洗いする回数が増えて、衛生状況が向上しなければ、「あなたの改善方法は間違っている」という判定になります。このような診療改善のための試験は1回受けるだけでも相当大変ですが、これが3年間に1回あります。これらのテストや課題を、アメリカにいる何万人もいると考えられる家庭医療専門医が全員やっているとは、信じられないことです。

アメリカの家庭医療専門医の更新試験は、朝の8時30分から夕方17時30分まで続く過酷な試験で、この試験は10年間に1回、受けなくてはなりません。以前は、ハワイ、グァム、サイパンまで行って受けていました。今年は何と東京が会場に入りました。日本で資格を持っているのは30人くらいしかいませんよ。

海外で試験をやる場合、さまざまな試験を各国で実施する企業があり、会場やコンピューターなどの施設や機器だけを用意して、更新試験のための試験問題のソフトは、ACGME（Accreditation Council for Graduate Medical Education：米国卒後医学教育認定評議会）が用意します。政治的な活動が及ばないアメリカのすべての専門医の試験を行なう機関です。

その試験問題がとても面白くて、今、答えは何だろうと首をかしげるようなものも多いのです。例えば、「便に異臭がした場合、あなたは何を考えますか」という問題がありました。「便に異臭」なんて、日本の試験では絶対にありません。便に異臭はするものですから（笑）。これらは実際に臨床を十分にしつつ、常に生涯教育を受けていないと解けないかもしれません。普通の教科書には答えが出ていないような質問が少なからずあります。これは面白い点です。

ちなみに、アメリカの医師免許も日本のそれとはかなり違います。日本の医師免許は一回取得すると一生使用できますが、アメリカの医師免許は、州によって多少異なりますが、約3年で更新されます。その間に決められた時間の医学にかかわる教育が義務になっていることが多いですし、万が一、法に触れるようなことがあれば、更新時にそれが十分に考慮されます。

「総合診療」と「大学の総合診療」

竹村　私たちが大学で診ている患者さんと、大学外の病院や診療所で診ている患者さんは、全然違います。

大学には、他の病院では診断がつかなかったり、難しい症例の患者さんが多く来られます。大学病院へ受診される患者さんは大学病院を含む病院を5～10施設も回って、それでも病名が分からないという人たちです。しかし、大学外では、患者さんはよくある疾患のパーセンテージが高いのです。私は大学病院にいますが、自分のアイデンティティは学外の医師のように「よくある症例であれば、分からないものは絶対にない」に近いと思います。

私は、ある意味特殊な患者さんが受診する「大学の総合診療は本物ではない」と思っています。大学には難しい症例の患者がたくさん来ますが、大学外の頻度の高い病気の患者をしっかり診ることができれば良いと思っています。

しかし、昨日の試験を受けて痛感したのは、この両方の診断ができることが必要だということでした。簡単なプライマリ・ケアの試験をどんどんやれば良いというわけではないかもしれないかなと少し思いましたが…。

アメリカは、巨大家庭医療大国、総合診療大国、医学部卒業生の約20％が家庭医になる国です。患者がよく訴えるような、普通に遭遇する患者さんの世界が、医者の教科書や雑誌、教育教材に載っています。そのよく診る患者の世界を重要視していることが、すごく分かる試験でした。今までもそうでしたが、今回は特にそれをすごく強く感じました。

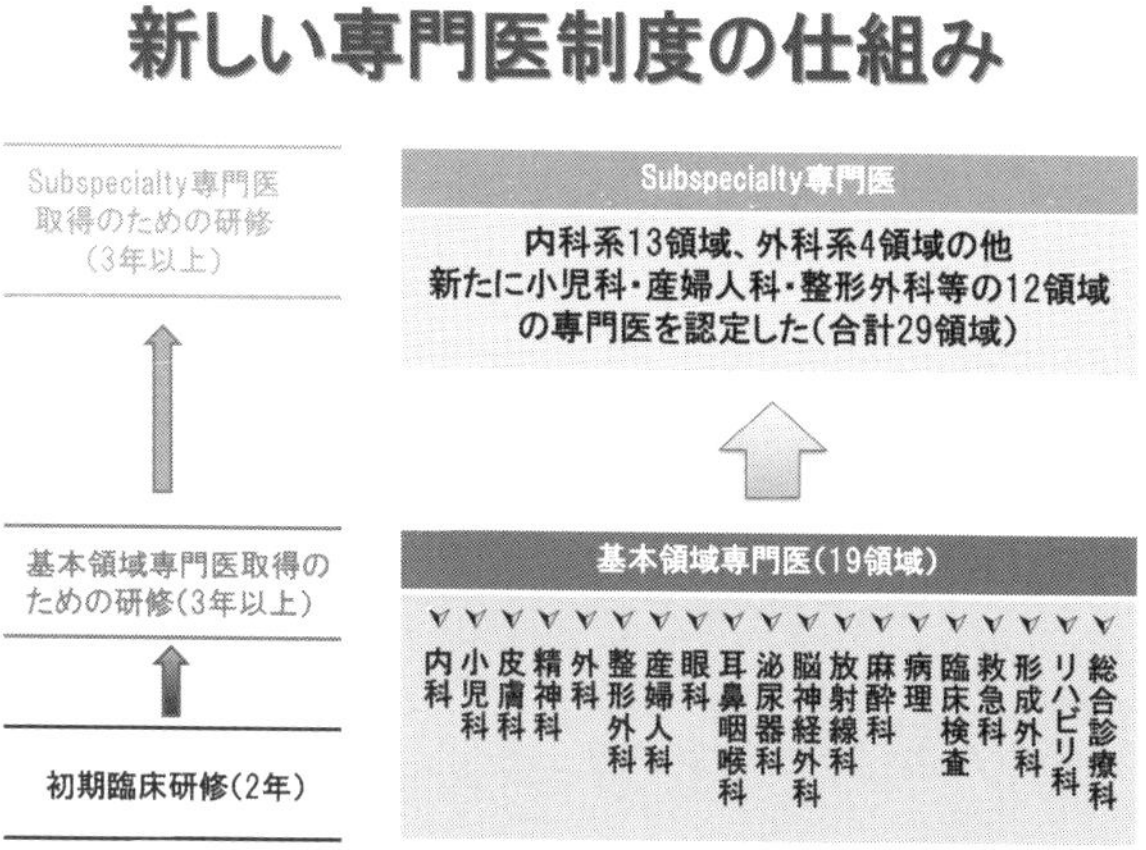

出典：第44回社会保障審議会医療部会資料2-1

専門医制度

厚労省が管轄する一般財団法人の日本専門医機構が推進する「新専門医制度」は、2016年8月、全19領域とも「1年延期」されました。

現在（2016年9月）、同機構から「2018年度を目途に一斉スタートを目指す」と発表されています。

主訴《しゅそ》から病気を探る

竹村　このアメリカの家庭医療専門医更新の試験では、大学病院での診断治療も市中の病院の診断治療も含めて、全部を総合診療という範疇《はんちゅう》に入れているのかもしれません。試験での出題は、奇異な病気というより、患者さんの実際の訴えにより近い「主訴（患者が最も強く訴える症状）」です。私たち医師は、頭の中に、よくある主訴をある程度記憶していますが、目の前にいる患者さんの主訴が、頭に入っているものと違っていると、多くの専門性の高い医師は嫌な感じがします。「何を言っているのだろう、この人は」と思います（笑）。しかし昨日の試験問題を解いていて思ったのは、そういう問題（変わった主訴と感じるケース）の方が、実はすごく患者寄りだということです。

実際は「汗が臭い」あるいは「汗が出過ぎる」などと患者さんは思うのであって、心筋梗塞や潰瘍性大腸炎《かいようせいだいちょうえん》を気にしているわけではありません。患者さんはもっと根源的なことを問題にしています。

アメリカの国が行なう試験なのに、面白いなと思いました。先に述べた3年に1回の家庭医療の専門医更新のためで、わざわざ患者にうつ病対策のパンフレットなどの介入をさせて、患者さんがどう変わったか、その結果を知らせろとかいう内容も、医者の為ではなく、患者が実際にどう変わったかということを重要視しています。実際に、証明してみなさいということで、アメリカの制度はすごく効果的だと思います。しかも、それで合否がつきます。たしかに潰瘍性大腸炎、クローン病や慢性膵炎《まんせいすいえん》では、便に変な臭いがします。病気により、健康な人よりも消化吸収が妨げられて、異臭がするのです。

日本の医師教育システムの問題点

竹村　1991年から1994年の3年間、アメリカのテネシー大学で家庭医療の臨床研修を受けて良かったことがあります。日本はすごく狭い世界で、先生も日本人で教科書も日本語です。受験産業が蔓延していて、いわゆる正統的な教科書本で勉強しなくても、受験対策で試験を通ってしまうのです。

アメリカがすべて良いわけではないですが、アメリカは多民族国家で、いろいろなところから知識が入ってきます。

アメリカで研修を受けているのは、東南アジア、タイ、アフリカなど、自分の国で医学教育がしっかりしていない国の人たちもかなり多いです。自国に自国語で書いてある教科書がなく、教員も十分にいないので医師を国外から呼んでくるような状態なわけです。

これまで、ミャンマー、インドネシア、エチオピアなどの医学部に行きましたが研修の授業は英語でやっていました。アメリカに来て勉強している途上国の医師たちは、とても優秀です。そういう世界の最前線の人たちは、患者寄りでくだらないと思えるような症状のことも、実によく知っています。

一方で、私がテレビに出演したときの診療を見て、皆に珍しいと言われましたが、私には「当然のこと、当たり前のこと」です。テレビに出演して診る患者さんは、スタッフが連れて来て診断するのですが、「なんで先生はそういう思考回路になって、病気の原因が分かるのか」と言われます。

以前の日本は、海外の西洋医学を貪欲に取り入れてきたはずなのに、今は、どうでしょうか。医学部の教員のほとんどが日本人であり、海外で学ぶ研究者や学生の数も減少しているといわれています。こうした状況を見ると、日本の医療者は、「井の中の蛙」になるのではと、心配になります。何でもかんでも海外が偉い、海外がすごい、という人は大嫌いですが（笑）、海外の状況を知らずに日本に固執する人も、あまり好きにはなれません。世界を知って、その中で日本の優れた点、劣っている点を論じるべきです。

ドクターズマガジンという雑誌に『日本の常識は世界の非常識』という連載欄があり、こうしたことを書かせて頂いたことがあります。

10年間、足が痛いと言い続けた患者さんの話

竹村　先週もすごく不思議な話がありました。「10年間、両足が痛く、原因不明でたくさんの病院を回っている」という患者さんが来ました。整形外科の先生からやや投げやりな感じの紹介状が来ました。

でも、私の診断は、『大転子滑液包炎《だいてんしかつえきほうえん》』という病気でした。これは、本当にすごくよくある病気です。アメリカでも、この疾患の患者さんがすごく多かったです。太ももの付け根の外側に少し出っ張りがあるでしょう。この骨の出たところの上に腱があってこれが擦れやすいので、それを防止するために人間には嚢胞という風船のようなクッションがこの腱と骨の間にあります。足を動かし過ぎるとこの嚢胞に炎症が起きて、最初はこの部分、ひどくなると大腿の広い範囲が痛くなります。

「足が痛い」と言うと、整形外科の先生はまず「腰」ということになってしまいます。痛みの場所を真摯に探しておらず、私がその患部を押したら痛いと言うから、これは『大転子嚢胞炎』と思い、試しに痛み止めを少し注射してみました。

すると、患者さんが「あ、痛みが消えた！」と言いました。10年間悩んだ痛みが、あっさり消えました。

その患者さんは、この後、紹介状を出した整形外科に行って、報告したのでしょう、その整形外科の医師から丁重なお礼のお手紙を頂きました。整形外科の先生も整形外科疾患を見逃されることがあるのですね。

これは私がたまたま知っていたのではなく、アメリカの医師、家庭医はほとんど知っています。しかし、日本の整形外科の先生でも、この病名自体をあまりご存じではない方も少なくないようです。

問診の重要性

――医師が、患者の主訴《しゅそ》を受け取れないということはありますか。

竹村　それもあります。最初から「こいつは変なヤツ」と思ってしまうのでしょう（笑）。特に自分の知らない症状と出会ったときでしょうか。これは大きな問題です。私のところにくる患者さんは、医師から「あちこち回っても分からないなら、もう原因は分からない」という感じでいつも言われているため、私が短時間でも真摯に話を聞いてあげるだけで喜びます。「お！　私の話を聞いてくれている、この人」という感じです。

先日も「おならが出てしょうがないです」と言うのを一生懸命に聞いていたら、同席した家族が笑いをこらえていて、「この先生、本当に聞いているのかな」みたいな感じでしたが、私は本気で聞いています。

なぜかというと、日常生活での悩みを訴える患者さんは、真面目にそう言っているからです。それを真剣に聞こうと思います。

日本で知られていない、肩の痛み「インピンジメント」

――患者さんの訴える症状が、診断に上手く結びつかないという事態は、日本の医者向けの教科書が悪いということでしょうか。

竹村　それもあるかもしれません。日本の整形外科の教科書は、整形外科の難しいことを一杯書いてありますが、肝心のよくある病気が紹介されていないことがあります。

例えば、「インピンジメント」という肩の病気がありますが、最近まで教科書に書いてありませんでした。このインピンジメントで肩が上がらないという患者さんは多くいます。この病気が、日本の教科書に書かれていなかったというのが、本当に不思議です。

私が、アメリカから帰国後、学生たちに「この症状はインピンジメントだ」と言うと、「は？」という反応が返ってきました。

——肩が上がらないと整形外科で言うと、四十肩、五十肩だと言われることが多いと思います。

竹村　肩に回旋腱板《かいせんけんばん》というのがあって、肩関節の補強、及び肩関節の円滑な動作を補助しているわけです。手を上げると骨に連携した腱も動きますが、このとき、肩の骨の狭いところに腱が入り込んで炎症が起きて痛むのです。これが、インピンジメントです。

四十肩、五十肩とは、痛む場所が違います。インピンジメントの場合は、痛み止めを関節内注射すればすぐに治ることも多いです。謎の病気というか、ただのインピンジメントの場合と、中に石灰化したドロドロとしたものが入っている場合もあります。これは、中の石灰化した異物を注射で取ってあげると楽になります。

私たちは、これを超音波検査（エコー検査）で調べることもあります。肩甲骨と鎖骨が丁度、入ったところ、上腕骨の隙間のところです。これもよくある症例です。

日本独特の湿布剤

竹村　また、日本独特の治療もあります。例えば湿布です。ぼてっとした白くてひんやりするやつです。パップ剤とも言います。これ、アメリカなど西洋の国にはほとんどありません。アメリカにはその代わり、皮膚をとおして患部や血中に移行する『経皮的鎮痛薬《けいひてきちんつうやく》』があります。日本では、湿布は痛む場所など患部に貼っていますが、アメリカでは『経皮的鎮痛薬』はどこに貼っても良いのです。だから、よくお年寄りが背中に湿布が貼れないと言いますが、ならばお腹に貼っても良いのです。お腹だって同じ、鎮痛成分が血中に入って痛みが退くわけですから。薬を飲んで、体のいろいろな部位の痛みが取れるのと同じです。わざわざ湿布を貼らなくても、薬を飲んでも良いかもしれません。

パップ剤は、急性期の炎症を冷やすというのが前提です。炎症が起きているときに温めると、すごく痛くなります。ですから、そのパップ剤は、患部に貼る必要があります。一方で、慢性的な痛みには、あったかい湿布が良いかもしれません。慢性の腰痛などではお風呂に入ると楽になるでしょ。

ところで、高齢の方で、痛いからといって、ミイラのように体中にたくさんの湿布を貼っている方がいらっしゃいますが、これは、止めて頂きたいと思います。こんな患者さんを診ると、「山田さん、そんなに体中に湿布を毎日貼っていたら、痛み止めの薬をたくさん飲んでいるのと同じだよ、そんなに毎日鎮痛薬を飲んだら腎臓が悪くなるし、胃も荒れるから、もう少し少ない枚数を使ってください」と言います。

湿布剤でも、大量の鎮痛成分をいつも体内に吸収することは、危ないことです。

厚労省の方で、今年の4月から1患部への湿布の処方枚数を70日分までという規制を設けました。病院での湿布剤処方の数が多過ぎたからでしょう。それが適正利用ということです。

こうした海外では一般的なことでも、日本では知られていないことはあります。例えば、アメリカでは、急性腸炎で下痢したときに、乳酸菌製剤を処方することはありません。その代わり、薄めたスポーツドリンクの適度な補給や適切な食事を勧めています。急性腸炎には乳酸菌製剤に効果があるという論文もありますが、海外で処方される頻度は非常に低いのです。

他にも、日本では家庭医のうつ病に対する治療においては、抗うつ薬はほとんど使われていませんでした。しかし、アメリカでの家庭医研修が始まった途端、多くのうつ病患者さんを引き継ぎ、プライマリ・ケアにおいて、うつ病患者さんに対してSSRI（選択的セロトニン再取り込み阻害薬）をどんどん処方することになりました。「アメリカ人は精神的に病んでいる」と感じたのですが、しかし、それは、日本人のうつ病患者さんが少なかったわけではないのです。自殺率でいうと、10万人当たりの自殺率では、アメリカは約10人であるのに対して、日本は25人なのです。20〜40代では、死因のトップは自殺で、実に、交通事故の2倍です。まさに「病んでいるのは日本人」なのです。うつ病という診断が間違っているかもしれないので、安易にSSRIを使うのは避けなければなりませんが、うつ病の診断を見逃して未治療のままにするのも問題でしょう。

日本独自の家庭医を目指して

家庭医とは何か

――竹村先生が、これから推進されようとしている家庭医の育成について、一般の人々にはあまり知られていないと思います。専門用語がたくさんあり、総合診療医、家庭医、プライマリ・ケア、ジェネラリストと聞きますが、その解説をお願いします。

竹村　世界的には、家庭医というのが一般的に使われています。イギリス人も自分の国ではGP（General Practitioner）と言いますが、学会では、「我々、ファミリー・フィジシャンは」という言い方をすることも少なくありません。世界の共通用語は、ファミリー・フィジシャン、ファミリー・メディスンです。日本の場合は混沌としてい

各国の公的医療保険制度

	日本	独	仏	米	英
医療保険制度のタイプ	社会保険 (国民皆保険)	社会保険 (高所得者以外は強制加入)	社会保険 (国民皆保険)	市場モデル (民間保険)	国営医療 (税方式)
保険者	健康保険組合 市町村	疾病金庫	医療保険金庫	保険会社	NHS(英の国営医療サービス事業)
医療費の自己負担率	1割 2割 3割 所得 年齢 による	外来は、2013年より自己負担撤廃	外来30% 入院20% 薬剤35%	各保険で細かく規定 生涯に60日のみ適応の保険もあり	原則自己負担なし
保険料	報酬の10% 組合健保の場合は労使折半	報酬の15.5% 本人8.2% 事業主7.3%	賃金総額の13.85% 本人0.75% 事業主13.1%	保健によるが全額本人負担の場合も多い	なし

イギリスでは、NHS（National Health Service）という政府が運営する国民保険サービスがあり、原則無料です。その代わり、受診する医療機関や医師の選択に制限があります。アメリカでは、個人が入る民間保険が主であり、保険料によって受診できる病院や医師が変わってきます。日本では国民皆保険で、ほぼどの病院や医師にも受診できます（フリーアクセス）。【データ出典】厚生労働省　医療保障制度に関する国際関係資料について

ましたが、2年前の厚労省の『専門医制度のあり方検討会』で「総合診療医」とすることになりましたから、この際はもうこだわらず、総合診療医、総合診療専門医で良いかと思います。

私のいる三重大学でも、大学病院では総合診療科の名称を使っていますが、世界に接することが多い大学院では家庭医療学と呼んでいます。正式には、「三重大学大学院臨床医学系講座家庭医療学分野」としています。

プライマリ・ケアは、患者と接する最前線、1次医療をさす用語です。アメリカではプライマリ・ケアを担当する診療科は、総合診療のみならず、内科や小児科、産婦人科も含まれているようです。

用語は非常に重要です。用語はアイデンティティがあることが重要ですが、これらの言葉は基本的にはアイデンティティが大方同じと私は思っています。しかし、用語・呼び名が多過ぎるためか、あまり統一して使われないので、ポピュラリティーがかなり低いと思います。用語にはアイデンティティとポピュラリティーの両者があって、存在する意義があると思います。今後は、総合診療など、統一して使用した方が良いかもしれません。

――これらの概念は、アメリカでやっていることがモデルになっているのですか。

竹村　私は、アメリカでの経験を話しますし、アメリカの医療の良い点は日本に取り入れれば良いと思います。しかし、別にアメリカが万能と思っているわけではなく、日本には日本の総合診療を作らねばと心から思っています。よく、「アメリカが良いからそのまま輸入すれば良い」と言う人がいますが、とんでもない、日本独自のものを構築しなければなりません。ただ、良い点は取り入れる必要があります。

OECD加盟国の医療費の状況（2012年）

国名	総医療費の対GDP比(%)	順位	一人当たり医療費(ドル)	順位	備考
アメリカ合衆国	16.9	1	8,745	1	
オランダ	11.8	2	5,099	4	
フランス	11.6	3	4,288	11	
スイス	11.4	4	6,080	3	
ドイツ	11.3	5	4,811	6	
オーストリア	11.1	6	4,896	5	
デンマーク	11.0	7	4,698	7	
カナダ	10.9	8	4,602	8	
ベルギー	10.9	8	4,419	10	
日本	10.3	10	3,649	15	
ニュージーランド	10.0	11	3,172	20	※
スウェーデン	9.6	12	4,106	12	
ポルトガル	9.5	13	2,457	23	
スロベニア	9.4	14	2,667	22	
スペイン	9.4	14	2,998	21	※
ノルウェー	9.3	16	6,140	2	
イギリス	9.3	16	3,289	18	
ギリシャ	9.3	16	2,409	24	

OECD加盟国の平均は、総医療費の対ＧＤＰ比（%）は9.3%、一人当たり医療費（ドル）は、3,484ドルです。

【出典】厚生労働省発表　「OECDHEALTH DATA 2014」
（注1）上記各項目の順位は、OECD加盟国間におけるもの
（注2）※の数値は2011年のデータ

OECD（経済協力開発機構）34カ国中の G7の医療関係の状況

高齢化率（65歳以上）の状況		
日本	1位	24.1%
ドイツ	2位	21.0%
イタリア	3位	20.8%
フランス	11位	17.3%
イギリス	17位	16.7%
カナダ	21位	14.9%
アメリカ	26位	13.7%

G7諸国における総医療費（対GDP比） GDP：国内総生産		
アメリカ	1位	16.9%
フランス	3位	11.6%
ドイツ	5位	11.3%
カナダ	8位	10.9%
日本	10位	10.3%
イギリス	16位	9.3%
イタリア	19位	9.2%

アメリカは、65歳以上の高齢化率が、OECD（経済協力開発機構）34カ国中26位と他国と比べて低いにもかかわらず、医療費が高く、総医療費（対ＧＤＰ比）は世界第一です。
日本は、約4人に1人が65歳以上と、高齢化率は世界一で、現在（2012年）は総医療費（対ＧＤＰ比）は世界10位ですが、医療費の増加が著しく、対策が急務といえます。

【データ出典】厚生労働省発表　「OECD HEALTH DATA 2014」を元に表を作成

アメリカで家庭医が発展した理由

竹村　英国のＧＰ（general practitioner：総合診療医）がアメリカの家庭医の元です。このＧＰが、移民とともにアメリカ、カナダ、オーストラリアに渡って、各国でＧＰとなりました。

しかし、アメリカは、恐ろしいことを考えました。アメリカは医療が進み過ぎて、スペシャリスト（専門医）が多くなり過ぎていました。私は、これを分化医と呼びます。総合診療も専門医だから、同じように分化医を専門医というと混乱しますから。「分化医」の発案者は、もうお亡くなりになりましたが、自治医大にいらした五十嵐先生です。

アメリカでは分化医が多くなり過ぎて、住民は、どこに行ったら良いか分からなくなりました。内科でも循環器内科、消化器内科、呼吸器内科などたくさんのスペシャリティーがあって、今の日本と同じような状況になりました。そのときに住民の不満が爆発して、「昔のようなGPを国民に提供してほしい」と訴えるミリス報告書が作成されました。それを受けて様々な提言がなされ、1969年にアメリカはGPではなく、家庭医（family physician）という分化医を作りました。この家庭医は世界の総合診療では存在しないような、びっくりするような医師でした。アメリカはフロンティア・スピリッツというか、できないことをできると言ってやってしまう。その点はすごいな、と思います。

具体的には何をやったかというと、単なる診療所にいるGPではなく、その医者が病棟でも活躍して、救急医療もできる、産婦人科もお産も含めて全部やる。小児科病棟も切り盛りして、整形も皮膚科も全部できる、夢のような医師を作りましょうということです。「そんなことできるわけがないでしょう」と言っている医師もいたのでしょうが、アメリカは、できると信じて、教育・研修システムを作りました。住民がそれを要求したからです。家庭医療は廃れていくのではという懸念もあったのでしょうが、私がアメリカに行った頃は、クリントン大統領が医学部卒業生の半分を家庭医にすると宣言した時代で、家庭医療がとても元気でした。

このようにアメリカでは英国型GPがスタンダードだったとき、さらにより優れた夢のような医師、家庭医を作ろうとし、実際に作ってしまいました。その後、カナダ、オーストラリア、ニュージーランドなども同じことを始めました。

フリーアクセスの問題点

竹村　日本はどちらのプライマリ・ケア担当の医師を選ぼうとしているかというと、アメリカ型タイプだと思っています。いわゆる、全部ができる医師です。

日本の『国民皆保険制度』は、本当に良い制度だと思います。もう一つ、日本の特徴としては『フリーアクセス（国民が自分の判断で自由に医療機関を選択できる体制）』があります。海外のように入り口をプライマリ・ケア担当医の一つにして、患者がもっと重症であればさらに後方の病院に患者を回すという方法もありますが、日本はフリーアクセスだから、最初に行く医療機関を、患者が診療所、中小病院、大学病院でもどこでも比較的自由に選べます。

今は大学病院など大きな病院では、紹介状がないと別料金が必要になりましたので、紹介状なく患者の希望で大病院にかかる患者は少しは減ってきましたが、それでも、最初から大学病院に行く人はいます。

フリーアクセスということは、患者を最初に診る総合診療医が中小病院でも大学病院でも必要になります。日本で今、足らないのは、そういう病院の総合診療医（家庭医）です。

三重県には医師が本当に少ないから、病院勤務で何でも診ますという医師のニーズが非常に高く、総合診療医を育成するシステムを作ってほしいという要望が県などからあります。

日本では、クリニックや医院という、患者さんが異常を感じたとき最初に受診する医療機関で、しっかりと診断できる医師がいる必要があります。そうした総合診療医がしっかりしていないと、後方病院（中規模病院、そして大学病院などの大規模病院）に患者を投げてしまいます。それでは後方病院に来る患者さんが多くなりすぎ疲弊してしまうので、前方でもしっかり診療する総合診療医のニーズも長期的には高まっています。

総合診療医のあり方を求めて

竹村　我々が何を考えているかというと、単に大学病院、中小病院でやるだけではなく、クリニックでも総合診療医育成のための研修をしようとしています。ちなみに三重県内の2つのクリニックでは、アメリカで研修を受けた総合診療医が研修医や医学生の指導・教育にあたっています。

病院での総合診療医は地域医療に即時の効果がありますが、クリニックで総合診療の研修を受ける医師たちには、10年後、20年後に地域であるべき総合診療医を具現化してほしいと言っています。ここでの研修では、例えば、4カ月の子供を診た後に、100歳の老人を診る。婦人科の検診もしています。三重県は産婦人科医が少ないので、総合診療医が診るのは重要かもしれません。ニーズがもちろんあります。

人口の半分は女性ですから。あとは在宅医療もできなくてはいけません。

日本型の総合診療医

竹村　アメリカになく、日本で重要視されているのは在宅医療です。日本の人口は減少しているのですが、65歳以上の高齢者はどんどんと増えています。しかし、日本が医療や介護、年金などの社会保障にこれ以上、支出を増やせない現状がありま す。そこで国はお金のかかる病床数を減らしたいようにも思えます。地域医療構想で、急性期や高度急性期の病床を削減する、また、公立病院についても別に規則を作って公立病院の経営改善にも乗り出しています。医療というものは、「経済」原理で動くのではなく「公益」性で判断してほしいのですが、もう日本はその段階を通り過ぎているのかもしれません。

それゆえに山ほど患者さんが病院に来ます。もともと日本の患者さんは診療所よりも病院が好きな傾向があるのかもしれません。特に高齢者には。国はこれを何とか減らそうとしています。そのために、家を病棟に、という感じで、在宅医療を進めようとしています。

アメリカでは、在宅医療は少なくとも私が研修を受けたときはほとんどなく、今もそれほど多くはないようです。アメリカは死ぬときは家ではなく、ナースインホームという介護関連施設でお亡くなりになることが多いようです。あそこは高齢者には極めて冷たい国のように思えます（笑）。アメリカに移住した世代よりもその下の世代の方が英語も流暢に話せるためか、そのような文化が生まれたのでしょうか。若い人が重視され、子供たちがまとめて学校に行くように、高齢者については「そろそろ、高齢者の施設に行きましょう」となっているように思えます。日本での在宅医療では、家族内の人的資源をかなり投与するようになりますが、このような施設に入れるのは、費用対効果が良いのでしょうか。アメリカの高齢者が気の毒にも思えます。

日本の場合は、高齢者専用施設の建設が需要に追いついていないのも原因でしょうか、どちらかというと在宅医療への流れが大きいようにも思えます。総合診療医は、単にクリニックで、来院した人だけを診療するのではなく、クリニックの外に出て在宅医療もきちんと対応することが要求されているようです。

日本の総合診療医は、きちんとフロント・ライン（臨床の最前線）も守り、そうすることで後ろの病院（重症の患者さんを診る大病院）も守る。

この両方をできるのが、日本型の総合診療医だと思います。最後の砦としての大学病院、地域の中核病院、そして最前線に診療所や小規模病院がある地域の医療システムの中で、いろいろなことができる総合診療医を養成するように、教育プログラムを組んでいます。

紹介医師に自分の診断結果を知らせる

竹村　地域のご開業の先生に本来診てもらいたい病気はたくさんあります。しばしば開業の先生が大学病院に患者を送ってきますが、「どうして大学に、この患者さんを送ってきたのだろうか…」という患者さんもいます（笑）。大学病院でいろいろと検査しても分からない症状の患者さんもたくさんあるのですが、そうでもない患者さんもたまに混ざっています。患者さんに依頼されて仕方なく、といった場合もあると思いますが、「どうして私のところにこの患者さんをご紹介いただいたのか…」と思うこともしばしばあります。医療の分化度が高くなってしまった大規模病院では仕方がないかもしれませんが…。

だから、紹介してきた医師に対して、ただ診させて頂きましたという返信ではなく、自分のカルテをコピー&ペーストして、自分が診察したときの思考回路をできるだけ紹介状の返信に残しています。

私は紹介状の返事に自分の診断内容を全部書いて、分からないときは分からないと書きますし、もしも何か見つかれば、詳細にそれを明記します。突っ込みどころ満載です(笑)。

ある程度、医師の生涯教育の一環として、そういうこともやった方が良いのでは、と思います。その返信を見て、ある整形外科医の先生が、「先生は面白いことを書いていますね」と、電話をかけてきました。自分が何を考えたかを書いたから、理解をしてくれました。単なる病名を書いても、「何だこれ」と思うでしょうが、「○○の情報からA病、B症候群、C疾患の可能性が高い、その中で症状の部位を考えるとB症候群が原因である可能性が高い」という感じの返信です。教育の一環としてカルテを書いています。私のカルテは学生や研修医が見ることもできますから、彼ら彼女らがカルテを見て分からないと教育として効果的でないから、多くの場合、かなり詳しく書いています。それを紹介状の返信にも、コピー&ペーストして紹介して下さった医師に伝えます。かなり勇気がいることなんですよ。

総合診療医と分化医（いわゆる専門医）の連携が重要

――日本の理想は、まずは家庭医に行って、癌などが見つかれば大学病院に送るという形ですか。

竹村　その通りです。総合診療医がいろいろな疾患を対象とすることが必要ですが、患者さんをあまりに抱え込むのも危険です。患者さんは過度に抱え込まれることを希望していませんから。特に診断ではなく治療になると、特に外科的治療などの高度な治療になると、紹介することが多くなります。私たち総合診療医は、外科治療、例えば手術などができません。切り傷の処置、小外科ぐらいは対応しますが。前に勤務していた防衛医大病院ではアッペ（虫垂炎）の外科的治療は自分でやっていましたが、三重大学に来てからはやっていません。

自分で抱え込まずに、「これは患者さんにとって、次の後方病院に行った方が良い」と思えば送ります。しかし、そうではないケースで、後方の病院に送り続けると大変なことになります。

私たち三重大学医学部附属病院総合診療科では、自分たちで診断ができる患者さんが受診者の95％ぐらいです。他の病院にはほとんど紹介はしていません。自分たち総合診療科内で多くは診療を完結できます。もちろん、必要なときは他の診療科に紹介することもあります。その際は大学病院に紹介する率よりも、大学外の病院に紹介することが多いと思います。他の専門診療科においても、大学病院が診るべき疾患がありますので、それに沿って大学病院受診の必要がなければ、その他の病院の分化医に紹介します。そうすると、効率的に地域の患者さんをケアできるようになります。時に大学病院にこだわる患者さんとは、さまざまな話をすることにもなりますが…。

過剰にすべてを自分でやろうとすると、それはまた危険なのです。最善の方法が、各専門診療科を受診することである場合もあるし、違うコ・メディカル（多職種医療従事者）の人に電話した方が絶対に早いということもあります。例えば地域での在宅医療では栄養のことで栄養士に患者の家に来てもらうことが難しい場合は、薬剤師に頼む方法もあります。昔から遠隔地に行くと栄養士はほとんどいませんから、「ちょっと、薬剤師さんに栄養のことも指導してもらう」という連携をすることもあります。うちの教室には、家に出向いて栄養指導をする栄養士さんが大学院生でおりますが（笑）。

他の専門診療科の先生、または看護師、薬剤師、リハビリなどの先生方、そして行政や介護関連の職員など、地域の非医療系の人々と連携することは、在宅医療を含めていろいろな場面で重要となってきています。今後は、多職種連携のための教育がどんどんと重要となってくると思います。これらのたくさんの方の役割を理解していること、その中で自分がどんなことができるか知っていること、またこれらの人々とコミュニケーションが取れることなどが教育・研修される必要があります。

昔の主治医と総合診療医の違い

――子供の頃、自分のまわりの人が病気になったならば、大学病院はもちろんですが大規模病院に行くということはあまりなくて、近所の診療所に行っていたと記憶しています。今後の日本の医療は、またそれに戻るような感じがします。今、先生が言われる総合診療と何が違うのでしょうか。

竹村　きちっと全部のことをやる、ということです。今の開業医さんは、総合診療の研修を受けている人々は多くはありません。元々、外科医だったり、小児科医だったり、まちまちです。「〇〇小児科・内科医院」とか「〇〇整形外科・内科クリニック」とかの名称もありますよね（笑）。しかし、これらのお医者さんは、結構、総合診療医に近いんです。ただ問題は、そのレベルに達するのにかなりの時間がかかっていることです。

――「内科・外科・胃腸科クリニック」という病院もあります。

竹村　2018年度から臨床研修する医師には広告規制がかかる可能性があります。すなわち今は医師が希望する通りに診療所などの看板に診療科目の名称を書けますが、自分の受けた専門研修プログラムで専門医試験に合格した診療科の専門医しか書けなくなる可能性があります。「整形外科・内科クリニック」という医療機関名も、違う名称になるのかも、と思います。

大学病院その他の病院に許容量を超えた数の患者さんが来院する状態では、そこで活動する医師は常に疲弊していて、患者が来るだけで嫌な感じになって、「また、来たか」みたいになっています。ほとんどの医師は、医学部に入学するときにそんな医師になりたいと思っていなかった医師です。

この近辺の基幹病院で、患者さんをさばくことができないで19時まで外来をやっているところもあって、もう医師の方が病気かと思うような状態です。そういう不健全な状態も、総合診療医の普及で解消される可能性は大きいと思います。

何でもかんでも大病院に送るのではなく、フロント・ライン（最前線）の診療所や小病院できちっと診ることができるようになれば、必要な人だけが後方病院（中規模大規模病院）に来ますから、医療全体が健全な形になります。

自分の専門に合わない患者を嫌がる医師

竹村　大体、分化医の先生の思考回路は、自分の専門分野というのがいくつかあって、それに合致しているとすごく心地良い気分がするようです。患者の話を聞いて、「よし、これは自分の専門分野だ、これは俺のところだ！　来た来た！」と嬉しくなります。

しかし、ちょっとでも患者が自分の専門分野と違うことを言い出すと、「違うな、これは俺の専門ではないな。絶対違う」と陰性感情が沸いてきて、「私の分野ではないから」となって、「総合診療科に行ってください」となることも少なくありません。

ある患者さんに「どうしてこちらに来られたのですか？」と聞くと、「総合診療科に行け」と言われたということです。なんだか分からないけど、自分が診る患者ではなさそうだからと…。カルテを見ると、「この症状はうちの専門対象ではないと考える」と書いてあることもありましたが、これでは患者さんが不安になると思います。
そういうことがもう少し解消されて、例えば「あなたのめまいについて自分はいろいろと診察してみましたが、よく分からないんです。でも○○の症状からすると、循環器内科の先生の方が診断できると思いますので、そちらで診て頂けますか」と書いてあれば、患者さんも納得するでしょうし、不安も軽減すると思います。受けた医師も「そうそう、俺だよ、俺が専門だよ」と喜んでやる気になることでしょう。

昔は大学病院の敷居が高くてなかなか患者さんを送らない雰囲気があったと聞きます。しかし今はどんどん送られてくるようになっているので、逆に今後はきちんとフロント・ライン（最前線）で診る、対応するということが重要になると思います。そのためにも総合診療の研修が重要になると思います。現状の日本では、全部の患者さんを、まず診療所で診るというのはまだ無理かもしれません。総合診療などのプライマリ・ケアの専門研修を受けた医師がもっと多くならないといけません。

さらに日本では、病院を信奉している人が少なからずいて、診療所のお医者さんを飛び越えて、患者さんが自分の判断で地域の中核病院に来てしまう傾向もあります。これは医療費の支払いが出来高払い制度であることも関連しているかもしれません。出来高払いだから医師はどちらかというと、患者さんを病人にしたがる（笑）。

実際、日本人は世界でもトップレベルの長寿国で平均寿命がきわめて長く、またWHOによると、日本の医療制度は非常に優秀と言われています。でも、先進国の国民を対象に「あなたは健康と思いますか？」と問うアンケートをしたらば、日本は最下位でした。アメリカの国民の70％が自分は健康だ、と言っているのに、日本人は30％しか自分が健康と思っている人がいなかった。これは日本の医師が、「あなたは病気だから、４週間後に来院しなくてはならない、検査も毎回受けなければならない」と言っているからかもしれない。すると日本人は自分の健康に自信がなくて、不安になり、ついつい病院にかかってしまうのかもしれない。そんな風にも思えます。不安といえば、救急車の使用も日本では不適切な場合も少なくありません。三重県のある市での救急車の利用では、搬送患者の7割が軽症といっています。これも住民の健康に対する不安も寄与しているかもしれません。ちなみに自分が総合診療・家庭医療の研修を受けたテネシー州では、救急車を5マイル（約8キロ）かそれ以下の距離を使用しても日本円で5万円かかるので、救急車を使用するのはかなりの重症な方が多かったです。日本ではタダですが…。

今後は医療を機能分化させてまずは総合診療医が診立てる、そして必要ならば後方の病院に紹介する、さらに手に負えなければ大学病院などの大規模病院に転送するなどの効率的な医療システムを作らないといけないと思います。

医療体系を変えよう

竹村　総合診療を柱にしている学会には、日本プライマリ・ケア連合学会があります。これは以前存在していた日本プライマリ・ケア学会、日本家庭医療学会、日本総合診療医学会が統合して一つの学会になりました。以前は総合診療医・家庭医の学会が少なくとも3つあったわけで、厚労省や医師会も誰と話していいか、分かりにくかったと思います。その一つの日本家庭医療学会で私は専門研修の認定委員会の委員長だったので、以前からよく東京での会合に呼ばれました。

ある会合で、他の分野の医師から「総合診療は、どういうことを考えているか」と聞かれたので、「国民皆保険制度は良いと思いますが、フリーアクセスというのは、変えた方が良いと思います」と、正直に思っていることを話しました。すると、ある方が立ち上がってかなり立腹されました。私は防衛医大学出身ですので、そのような人に会った経験がないわけではないのですが、久しく聞いたことがないような言葉遣いで「は？　何が起きた？」と大変驚きました。フリーアクセスについては、確かに良い面もあるのですが…。

――フリーアクセスを続けるというのは、国の意向ですか。

竹村　違うと思います。厚労省は前からフリーアクセスをやめたいと思っているでしょう。もちろん、他の国では、病院に行きたくても行けないという人が一杯いるわけでフリーアクセスも重要となるでしょう。エチオピアなどでは40ｋｍ歩いて病院に来た人もいました。アメリカでは入っている健康保険で、かかれる病院が決まっています。医療機関が患者の経済的状況で受け入れたりそうでなかったりするのです。だから日本のような医療のフリーアクセス、誰でも医療機関に行くことができるというのは非常に貴重です。

ただ、誰でもいつでも大学病院を受診していては、大学病院が疲弊して本来行なうべき高度先進医療が行なえなくなるので、まずはフロント・ラインで総合診療医などが患者をきちんと診て、それでだめだったら更に大きい病院へ後送する、というようなシステムが日本には必要だと思います。

医療過疎地だけではなく、これは都会にもありますが、「立ち去り型サボタージュ」という言葉があります。医師があまりの過労で突然、職場放棄して静かにいなくなることです。不満を訴えるのではなくて、静かに医療過疎地における問題点を指摘するように。その医師が病院のたった一人の内科医だったりすることもありますが、これは大変です。内科は病院の要みたいなところがありますので。

以前、ある県立病院が「３カ月後に閉院」という状態になりました。「県立病院でしょう？　そんなことってあるの？」と思いました。そして、うちの教室から医師を派遣することにしました。今はその病院に9人医師がいますが、総合診療医ばかりです。また、三重大学と提携しているある小病院も、昔、内科医がいなくなったことがある病院ですが、若い総合診療医が大活躍して今は良い病院になっています。その医師が赴任したとき、すぐにそれまでいた3人の医師が退職しました。結果として彼一人になったのです。それでもその病院で外来、救急、入院や在宅医療をこなし、医師数も増えてきたのですが、十分とは言えないにもかかわらず、活気のある病院になっています。総合診療医だから、だけではなく、若い情熱がそうさせたのでしょう。でも、彼が「立ち去り型サボタージュ」を起こさないように支援が必要と思いますが。

三重は、都会と比べて決定的に医師の数が少ない地域だからこそ、そのような「立ち去り型サボタージュ」が起こりやすいかもしれません。少数の医師がその病院に行くだけで状況は劇的に改善します。しかし、それすらも大変なのが地方の医療の問題です。医師は、給与よりも良い教育・研修が提供されることで来てくれることが多々あります。今後はいかに良い教育・研修を実施できるかが地域医療の再生のキーとなると思います。

教育を変えれば医療が変わる

地域医療は地域に行かなければ分からない

――総合診療医の教育プログラムを教えて下さい。

竹村　三重大学医学部学生の臨床実習は異例で、全国に比べて非常に長い期間、総合診療医の実習をしています。普通は2日、3日、長くて2週間ですが、三重大学は4週間必須です。私が三重大学医学部教務委員長をやっていることとは無関係です（笑）。その前から総合診療の臨床実習は4週間ですので。

4年、5年生の一学年125人すべての医学生が総合診療を4週間実習します。こんなことは他の大学病院ではなかなかありません。しかも、この実習は大学病院では3日だけで、そのほとんどは大学以外の病院や診療所で実習します。大学の中だけの教育で、地域医療が分かったような振りをするのはあり得ないと思います。地域医療は地域に行かなければ分かりません。ですから、大学以外で、たくさんの患者さんを診るシステムにしています。大学病院のように個別の疾患しか診ないのではなく、「何でもかんでも、とにかく座って聞きましょう」という姿勢の総合診療をしっかり見てくるように、と言っています。在宅医療もさらには健康教室も。医師は医療機関にいて来院した患者だけ診ていることが圧倒的に多いのです。健康教室はお金になりませんし。しかし、この実習では総合診療医のこのような外に出ていくようなケアも目の当たりにします。遠い医療機関では4週間泊まりが基本ですので、医師の人となりも垣間見ることができます。これらは日本では今までにない画期的な教育です。

指導医を育てる役割

竹村　ここ数年、学生・研修医の総合診療研修用に使用させて頂いている大学外のすべての研修病院に、三重県の予算で宿泊施設を建設して頂きました。実習や研修のための研修病院は三重大学から遠いところなので、大学から通うことはかなり無理があります。学生は4週間、個々に宿泊して総合診療の実習を受けます。ほかにも教育用に各施設にカンファレンス室を作って頂いたり、ホワイトボード等教育物品をそろえて頂きました。また、優秀な総合診療の指導医に全国から集まってきて頂き、三重大学の総合診療教育や研修は順調です。そのためか、全国の人口あたりの総合診療（家庭医療）専門医の数は、三重県はトップ5に入ります。医師不足の三重県においてのことなので、とても注目されています。

医学生に総合診療を教育したり総合診療医を育てることも重要ですが、医学生の教育や研修医の指導ができるような指導医、教員を育てられる人材、または総合診療に関わる研究を実施できる人材を育成することも非常に重要です。そのために、文科省から3億円を頂きました。

つまり、三重大学では、医学生に総合診療を教育し、研修医が総合診療医になるように育成し、さらに総合診療の教員と指導医も育てるという大きな試みに取り組んでいます。三重大学で育成された総合診療の教員数名は、筑波大学、宮崎大学、金沢医科大学、福岡大学などの他大学の総合診療科等にて活躍しています。総合診療ができる人材になるように教育してほしいと他の大学から依頼されて研修に来ている方もいます。さらには、インドネシア大学の総合診療医が、三重大学大学院の家庭医療学にて、修士課程そして博士課程を履修しており、将来、インドネシアの総合診療の発展に寄与してくれることでしょう。

ベテラン内科医と総合診療医の違い

――総合診療専門医と、内科を何十年やってきたベテラン医師と、全く違うと考えて良いですか。

竹村　その説明の前に、総合診療医について説明させてください。少し込み入った話です。皆が不思議に思うのは、私は、総合診療専門医の認定は受けていません。なぜかというと、私が若い頃はなかったからです。だから、アメリカに家庭医療（総合診療）の臨床研修を受けに行き、アメリカの家庭医療専門医を頂きました。

その後、日本でも家庭医療のプログラム認定が始まりました。そしてプライマリ・ケア認定医や専門医、そして家庭医療専門医の認定も開始されました。しかし、当時、私はこの認定の委員長などをしておりましたので、試験している側が試験を受けると利益相反が発生する可能性もあり、日本の総合診療に関わる専門医の資格を取れませんでした。

もう一つの問題があって、中堅の医師の人たちに、こう言われていました。「これから家庭医、総合診療医になる人たちを育てていますけれど、育てている側の私たちは、(専門医の資格など含め) 将来どうなるのでしょうか?」と。

当時、私はこう言っていました。「ごめん。いずれ何とかするから。今は、これから認定された家庭医療後期研修プログラムを受ける若い人のことだけ決めたいと思う。将来の家庭医療だけ、未来の家庭医療のことだけを考えてほしい。プログラムは存在しなかったけれども、みんなが同等の能力を持っていることはよく認識している。認定は受けていなかったけれども、現在の家庭医療後期研修プログラムとほぼ同じ内容の研修を君たちが受けていたのだから。

今、認定されていないプログラムを研修した人まで家庭医療専門医として認定してしまうと、いい加減なシステムになってしまう。まずは認定されたプログラムを修了して新しく卒業する人たちを相手に、きちんと認定されたプログラムを履修して家庭医療専門医試験を受け、これに合格したものだけを専門医とするシステムを作りたい。『今まで外科・内科をやったのでこれは勘弁します』という特別待遇を作ると、システムがどんどん悪いものになっていく。アメリカが夢を持って作ったシステムを、日本でも作りたいので、今はごめん」と言っていました。

彼ら（一緒に、家庭医、総合診療医の育成制度の構築を行なってきた中堅の医師たち）は我慢してくれたわけです。それを強要していた私が総合診療専門医を取っては、きっとその中堅は怒るでしょう。これは共同責任です。自分がそう言ったのだから、皆と一緒に運命を共にしますみたいな感じです。

いずれ、認定された専門研修プログラムは履修していないが、同等な能力のある人は、さらに何らかの研修か試験を経て、総合診療専門医になるパスを用意してくれると良いな、と思います。

優秀な総合診療医に学ぶこと

――今回の専門医制度の変更によって、新卒医師の初期研修のときに各科を回るというのは、どうなりますか？

竹村　今回の専門医制度の変更で卒業後2年間で受ける初期研修まで変更されるという話はないと思います。

あと、内科、外科、小児科、救急医療、産婦人科など、全部を回ることで、優れた総合診療医になれるかどうかというと、そうはならないと思います。各科の医師と同等のことがすべてできてしまうというのはあまりにスーパーマン的過ぎて、多くの人は無理でしょう。現状できていないことをやれと言うのは無責任です。

地域で、最高の医師レベルにもっていくことが必要です。ですから、全診療科で短期間研修してそれで研修は終わりというのでは目的は達成できません。今、総合専門研修Ⅰ、Ⅱと名前が変わりましたが、これまでも、外来研修、総合研修など、システムを作ることを模索してきました。ここでは、普通の総合診療医が外来で、在宅で、救急で、または病棟でできることを学びます。したがって、優秀な総合診療医になるためには、優秀な総合診療医に学ぶことが必要です。ただ各科を回るだけでは、優秀な総合診療医にはなれません。

現在のシステムで、総合専門研修Ⅰでは、診療所や小病院で頑張っている総合診療医たちの指導のもとでトレーニングを受ける、総合専門研修Ⅱでは、中規模（または大規模）病院の総合診療医のもとで研修を受ける。その他に、内科、小児科、救急などを回ってそこで研修を受ける。各専門の科の最高水準の技術まで取得する必要はないのです。総合診療医としての内科の知識を学ぶのであって、専門の内科

日本プライマリ・ケア連合学会

http://primary-care.or.jp/
家庭医療専門医制度：専門医一覧
http://primary-care.or.jp/nintei_fp/fp_list.　html
掲載者：２０１５年９月30日時点で、認定残存期間半年以上の資格を保有している専門医５００名の内、２０１５年10月末日までに情報公開の賛同を得られた医師３９８名（更新保留者は除く）【編注：掲載項目：勤務先都道府県名、氏名、勤務先名称、保有資格（専門医・指導医）】

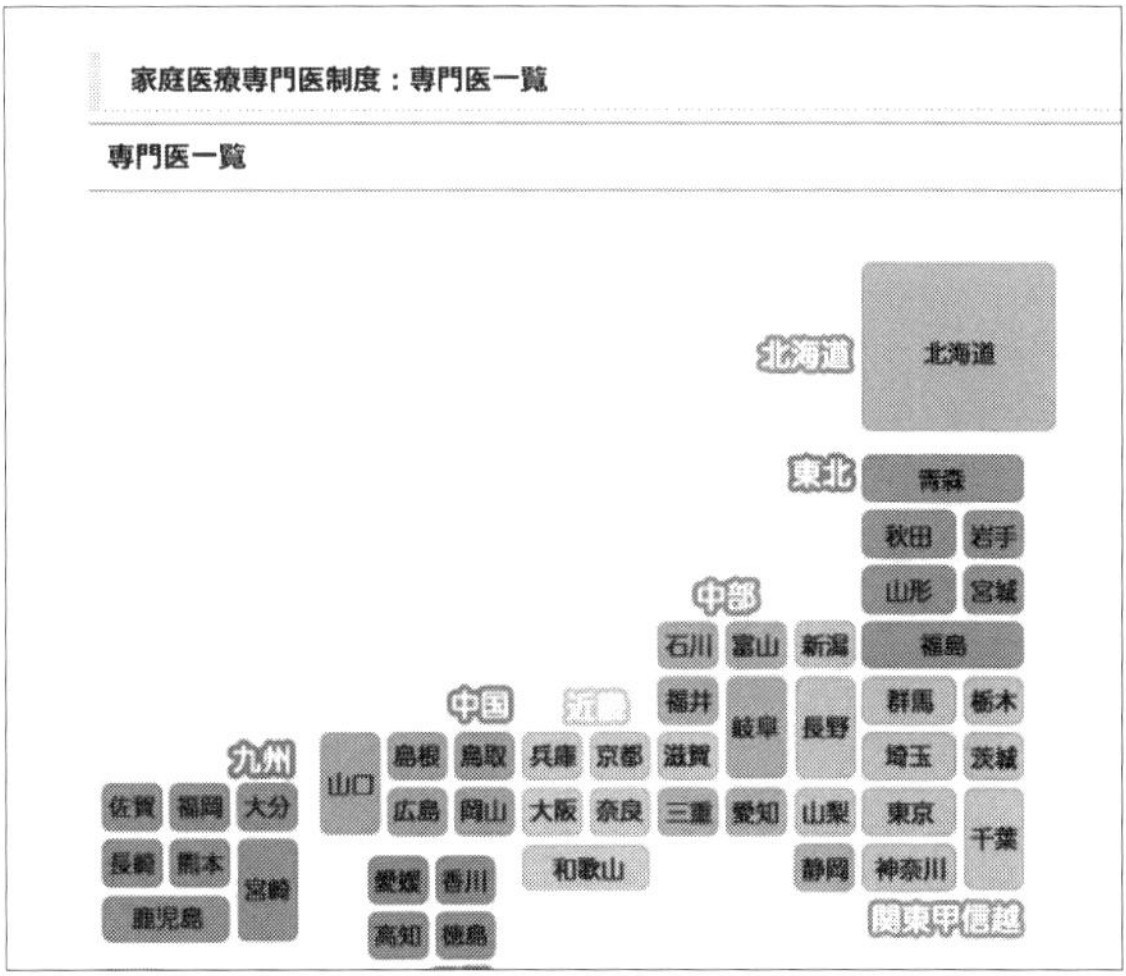

医になるための学びとは違うのです。地域で的確に患者をケアできる総合診療医がゴールなのです。

総合診療医になるというゴールを明確に

竹村　例えば外科の専門医のように術前、術後の管理や大きな手術ができなくてもいいけれど、外科に紹介すべき急性虫垂炎は診断できるようにしなさい、切傷などの小さい手術はできるようにしなさいということです。

平成30年度から開始される三重大学の総合診療専門研修では、婦人科研修は必須になっています。例えば妊婦だからその風邪は診ない、というのは有り得ません。分娩できなくても妊婦がかかった普通の病気も診ることができるようになる必要があります。

整形外科で、膝の人工置換術をできなくてもいいし、関節鏡を駆使する必要もないのですが、ちゃんと膝の診断をできるようにする必要があります。

患者さんは、私たち総合診療科に来られるときに、膝関節の人工膝関節置換術をしてくださいと言って来るわけではありません。もちろん、そうした治療までできるようになればそれに越したことはないのですが、整形外科の専門医（分化医）の先生方がいらっしゃるのですから。

ぐるぐると各診療科で研修を受けると、各診療科でのゴールが設定されて総合診療医としてのゴールを見失うことが起こり得るわけです。

しかし、まだ研修医を教えることができる総合診療医が少ないので、総合診療医の研修も難しいところがあります。

患者は医師に対して正直に現状を言えない

――国家的な問題である、医療費抑制についてはどのようにお考えですか？

竹村　医療費の支払い方法は、現状の出来高制ではなく『人頭払い制度』に移行してほしいというのが希望です。現状では、行なった検査、行なった治療などそれぞれに支払いが生じる『出来高払い制』ですが、これでは、不必要な検査、不必要な治療、不必要な薬を減らす対策が打ちにくいのです。そこで、患者さんの主治医に対して、毎年一定額、例えば年間3万円の医療費がかかりつけの医師に渡される人頭払い制度が、この不必要な検査、治療を減らす打開策になると思います。

例えば出来高払い制度では、かかりつけ医はどちらというと頻繁に患者の予約を入れ、検査をできるだけ多くするかもしれません。やっただけ収入が増えるので。

それを人頭払い制度にすると、どれだけ診させて頂いても３万円であればできるだけ予約間隔をあける、検査も必要最低限にするかもしれません。何もしなければ地域の担当患者さんの健康状態が悪化するので、費用対効果がもっと優れたケアを行なう可能性が高くなります。実際に英国で開始した際にはかかりつけ医の収入は増え、医師の活動時間も減少しました。日本人の主観的健康度がＯＥＣＤ諸国の中で最低なのは、医師が患者に頻回に来てもらうため、検査を何回でもできるようにするために、患者の健康感を低くするような言動があるためだといわれることもあります。人頭払い制度にすればそのようなこともなくなります。患者の健康感が高まり、医師も楽になり、行政も支出が減少するので導入した方が良いように思えます。先進国では人頭払い制度に移行したところがたくさんあります。

――ある薬剤師さんから医師に疑義照会したら、処方に口を出すなと怒鳴られたことがあるという話を聞きました。

竹村　疑義照会（薬が適切かどうか、疑問な点を薬剤師から医者に確認すること）なんて、どんどんやってくださいと言うのですが、何か（医師と薬剤師との）人間関係がうまくいかなくなると嫌だからと疑義照会を出すのを嫌っている薬剤師さんの話を聞きます。あれは間違っていると思います。医師は「ありがとう、助かった」と思うのが、普通だと思います。

また、後発品を出せないように、処方箋にチェックを入れる医師がいるらしいですけれど、薬剤師さんが、不満をこぼしていらっしゃいました。（※編注：通常は、薬価が安い後発品ジェネリックにするかどうかは患者さんの自由に任されているが、処方箋に、「ジェネリックへの変更不可」というチェック欄があり、医師がこの欄にチェックを入れると、患者さんが希望してもジェネリック医薬品は選べない。）薬剤師さんはジェネリック薬を多く出すと、薬剤関連の診療報酬体系のしくみで、薬剤師さんの収入が増えるので出したいのだけれども…。

日本は、胃薬など、なぜこんなに多くの薬を医者が処方しているのだろうと思います。胃に問題はないし、胃に悪い薬も出ていないのに。

――ある薬剤師がこう言っていました。「抗菌剤を処方された患者が、あまり抗菌剤を飲みたくないというので、『必要なら飲みますが、これは、どうしても必要ですか？』と医師に聞いてみてください。どうしてもというときは、医師はきっとその必要性を教えてくれるはずですから」と。しかし、患者からは、言えないようです。特に、「子供さんには、抗菌剤は頻用する必要はないと思うので、お医者さんに（抗菌剤の必要の有無を）聞いてくださいね」と言っても、お母さんが子供さんのためであっても、医者に言えないようです。

竹村　言えないですね。あれは、悲しいですね。

お金のこともあります。アメリカの診療関連の本に、薬価、薬の価格が書いてあることがよくあります。アメリカでは、高い薬を処方すると、患者さんの方で、高いからという理由で、必要な薬を買わないケースが多々あります。そのため、医師が処方するときに、患者さんに説明できるように、本に薬の価格の目安が書いてあるのです。（※編注：竹村医師に見せてもらったアメリカの薬の本には、分かりやすく5段階で、ドル印一つ、ドル印二つというように薬の値段の目安が示してあった。）

特に、アメリカでは、薬の費用の問題が大きくて、医師の方から、ジェネリック、安い薬で良いよねと、患者さんに尋ねます。

糖尿病、血圧など、高い薬はたくさんありますけれど、安い薬でも十分なことがありますから。高い薬は桁が違ったりします。おじいちゃん、おばあちゃんなど、高いと可哀想でしょう。

飲み忘れということも多いので、私は、処方するときに必ず聞きます。処方箋を書く前に、「薬が余っているなら、今言ってね。今だよ、今言って下さいね」と。すると、3年分くらい残っているという人がいて、もう驚きます。なかには薬が高いのでもったいなくて使えないとしか思えない患者さんもいます。

――でも、飲み忘れを言わないと駄目だと言われても、恐い先生に、「飲んでいないの！」と言われそうだから、黙ってしまうのです。

竹村　総合診療医は患者さんに寄り添って、患者さんの心理社会的なバックグラウンドを考えて、例えば、患者さんの収入や世帯の構成なども考える必要があります。そして患者さんが何を考えていて、何を期待しているか、も想像してみる必要があります。診療の際には患者さんのいろいろな面を見ないといけないのです。医師一般に診断や治療ができることは前提ですが、その能力がある上で、先に述べたこと、患者のバックグラウンドや患者の考えや期待（患者の考えや期待、感情や影響などは患者のアジェンダと私たちはいいます）、これらを考えないといけないのです。

総合診療医に必要な原則として、5つの軸があります。まず、包括性といっていろいろなことができること、次にさまざまな人々と連携が取れること、患者さんの近くに位置していること、そして長い間、ケアしていること、そして、患者さん中心であることです。この患者中心というのが患者さんが薬を飲まなかったり、買えなかったら意味がないので、患者さんの経済面、心理面もきちんと認識し、さらに患者さんがどう考えて、何をしてほしいのかということも配慮しないといけないのです。

診断した後に、患者さんは、奈落の底に落ちているのか、それとも安心したのか。奈落の底に落ちているのなら、どうしたら、その患者さんに寄り添えるかを考えることです。

そういう意味では、患者さんに嘘をつかせるというのは、最悪なことです。

――大体、患者は、医師に正直に話していないと思います。医師に「どう？」と言われると、「随分楽になりました」と言ってしまいます。そうすると、医師から「そうでしょう？」と言われて、さらに「お陰様で」と言ってしまいます。

竹村　そうでしょう。歴史的に日本の医者は、権威的だと思います。扱うのが患者の命だから、そのようになってしまうのでしょうか。若い人でも…。医師と患者の関係は治療の中でときに医師が上位にならざるを得ない場合もあるのですが、人間としては全く同じ、対等です。

若い医師が、もう何十歳も年上の人に、人生論を説いている場合があり、彼や彼女は一生懸命なのでしょうが、そしてそれがうまくいけばいいのですが、心配になることがあります。多くの場合は、患者さんからの話を批判せずに聞いていた方が良いことも多いのですが。

多職種との連携で医者も学ぶ

竹村　私たちは、多職種との連携を重要と考えています。地域医療では医療従事者一人では多くのことができないので、多職種が集まって、皆で一緒に取り組む必要が多くなってきています。在宅医療はその代表ですが、医療機関に来ない、来られない人々も対象としていくと、この傾向は強くなっています。これは、総合診療の重要なコア（核）になっています。

地域での多職種との連携のため住民も参加してタウンミーティングを各地で行なっています。これに学生も参加しています。特に入試の際に、三重県で育った、または三重県にある医師不足地域に住んでいたことを条件に入学した「地域枠」の学生です。これらの学生は自分の地域のニーズを認識して、自分は何をすべきか、強く認識してくれます。その際に、多職種の医療介護従事者も参加していて、多職種の存在や重要性を認識するようです。

また、三重大学の医学生のみならず、鈴鹿医療科学大学の看護学や薬学、心理学、リハビリ、皇學館大学の社会福祉、三重大学や県立看護大学の看護、名城大学の薬学、朝日大学の歯学、名古屋大学の医療心理などの学生が一堂に会して多職種連携教育も行なっています。年に2回は開催しています。我々はＮＰＯ法人三重模擬患者の会を作っていますが、さまざまな職種の質問に答えられるような模擬患者も養成しています。学生が多職種で構成される数名のグループに分かれてこの模擬患者から情報を取ってくるわけです。その各々の学生が、自分の職種では考えもしない情報を取ってくるわけですね。多職種の機能を学ぶと同時に、このネットワークの中での自分の立ち位置を認識するわけです。さらに多職種の学生とのコミュニケーションの大切さも学んでいます。

さらに、「顔の見える事例検討会」という、実際に医療や介護関連の職種の人、また行政や医学生などが集まって、検討会を行ないますが、ここでも総合診療の研修医など、良い気付きが得られているようです。

しかし、医学生や研修医の中で、さまざまな多職種連携の活動を十分に知らない人も少なからずいます。または医師がこの多職種の医療介護従事者の中でどのような立ち位置にいるか、誤解している学生もいます。さらには多職種の人たちとのコミュニケーションがとりにくい学生もいます。このような機会も使って多職種での協働のしかたを学んでもらっています。これって、全国的にもとても珍しいんですよ。特に高学年対象の多職種連携教育は日本であまり聞いたことがない。

このような機会で、問題になる医学生や研修医も、少ないながらいます。例えば、「ああ、そうなんだ～」とあまり関心を持たないタイプや、言動やしぐさがやや不適切なタイプの医学生もいます。前者の方がやや良性かもしれませんが、どちらも多職種連携の中で医師の機能が果たしにくく、またコミュニケーションがとりにくくなります。医師の機能が欠けると、全体がうまくいきません。これは医学生や医師に限ったことではありませんが。

人間の態度を変えるのは難しく、教育でそれを変化させるのは難しいですが、医学教育の中で映画を見せて知識や技能ではなく感性を変化させる、また臨床実習などで医師としての態度に焦点を当てた文章（ポートフォリオといいます）を書かせたりしています。

多職種との連携で、大きな問題の一つは、医者側の問題。医者側が自分の周りに壁を作ってしまうようなケース。架空の変な世界を作っている。だから、その壁が高すぎて医師以外の職種が医師と話がしにくい。

先ほどの薬剤師さんからの疑義照会も、あえて勇気を出して言ってくれたのなら、本当は「ありがとう」でしょう。（薬剤師から、自分が処方した処方箋で薬の適正について問い合わせがあったら）「問い合わせしてくれて、良かった。ありがとう」って。

こういう多職種との連携も、総合診療医を育成する際に重要なポイントです。できるだけ、多職種の人たちと交わる機会、それも私たちの目の前で、交わる機会を作っています。

そのときに、どういう態度をとるか。知識や技能はある程度教えられるのですが、人間の態度を教えるのは難しい。1時間の講義を聴いて人間が変わった、なんて考えにくいですよね。言っても変わらない学生などはいますけれど、ずっと気づかないというのも可哀想なので、気づくようにいろいろな機会を通じて教育していこうと思います。

もちろん、医者である以上、きちんと診断や治療ができることは重要なことです。適切な診断治療をしないで、態度ばかり優しい人も中にはいるかもしれませんが、それでも患者さんには受け入れられているとも思われます。患者さんにとっては良いお医者さんになるかもしれませんが、きちんと診断治療するという基本を外さないということが大切です。また、診断力はあっても、恐い態度のお医者さんもいるので、それは、ちょっと変えた方が良いかなと思います。

私たちの養成している総合診療医の目標は、医者としてきちんとした診断・治療ができて、一方で患者さん中心の医療ができる医師です。これは医師にも患者さんにも分かってもらいたい点です。

医師としての教育を

竹村　医学部の学生は、まれですが、「もう、医師とは別の道を考え直した方が良いのでは」と思える人もいます。医療に興味が持てない人もいますが、コミュニケーションがとりにくい学生さんとか。

興味が持てないのであれば、入らなくてもいいとは思うのですが、地元にいる必要がある、家族の都合、などなどいろいろとあり、医学部に進学してしまう学生もいます。それでも、1年生の「医療と社会」などの授業で、それまでぼんやりとしていた医師になる意志が見えてくる学生もいます。「医療と社会」は、当教室が担当している授業ですが、まだ専門科目を受けていない1年生が毎週金曜日に大学病院だけではなく学外の病院や診療所、さらには介護施設、障害者施設に見学に行って行なう実習です。患者の目線で医療を眺めます。高学年になるとどうしても医療者目線になりますので、1年生のうちに行ないます。また、医師としてのプロフェッショナリズムをここで体で覚えてもらいます。このような実習によって患者のニーズに応える医療が理解できればと思います。この「医療と社会」の実習で、しばしば面白いことが起こります。見た目、髪の毛が明るく染まっているあまり真面目には見えない学生が、この実習が終了したときの報告会で、涙交じりに「やっと自分が医学部に入学して良かったと心から思えた」と訴えることもあるのです。

コミュニケーションの問題がある学生もまれにいるのですが、これは本人のせいではなく病気ですので、ややかわいそうな面もあります。

三重大学と地域中核病院の連携

竹村　家庭医療の定義は、住民のニーズに合った医療を提供するということです。我々が良いと思っても、患者が必要としない場合もあるわけです。
私もアメリカの研修でお産、分娩を自分でしていました。とても感動的でもしも日本でも必要とされればしたいのですが、住民は、総合診療医の私に分娩をしてもらうことは期待していないのです。ただし、妊婦でも風邪や膀胱炎の治療はしてほしいと望んでいるようです。外科に関しても、防衛医大病院では、急性虫垂炎の手術は私もやっていたのですが、三重大学に来たら私が虫垂切除術をするニーズがありませんでした。ニーズがなければ行なう必要がありませんし、各科の専門医（分化医）と総合診療医との連携の方が必要です。

住民のニーズにできうる限り応じられるようにさまざまな医療を実施できることは、とても大切だと思います。医療の現状がこうだから従うしかないというのではなく、診療所の開業医でも、中小病院の勤務医でも、今までできなかった医療を住民のニーズに合わせるために努力してそれができるようになるのは重要だと思います。総合診療医を目指す研修医に、自分で良いか判断するのではなく、地域の住民のニーズを探ってみよう、と話しています。

どうやって地域にいる良い総合診療医を見つけるか

――患者としては、どうやって、そういう良い医者、良い病院を調べれば良いでしょうか？

竹村　同じ質問を、患者さんからたくさん聞かれます。三重大学の総合診療科も予約が殺到して、ファックスが何台も壊れてしまったので、事務の人からもほかに先生と同じような医師はいないのか、聞かれます。日本プライマリ・ケア学会のホームページで総合診療医を検索すると、全国で認定された総合診療医が掲載されています。いまだに多くはないのですが。しかし、学会に認定されている専門医でなくても、地域にたくさんの優れた総合診療医がいると確信しています。

――竹村先生が、全国から来られる患者の診療に忙しくて、地域の家庭医を育てていくシステムを作ることに時間が取れない状態というのは、本来あるべき状態ではないですね。

竹村　さらにはアイデンティティが総合診療医ではなくても、総合診療医的な方は他にもたくさんいます。大学病院でなければ診療できないような方は、是非とも来て頂いてもよろしいのですが、患者さんの近くの先生方でも十分に良いケアが受けられそうな方がたくさんいますし、私の外来に来られる方の大半は、現実にそのような先生方に診て頂いているようです。

医療政策の提言

国が政策として期待する総合診療専門医

竹村　国が医療費を抑えるための一つの方略として期待しているのが、総合診療専門医であると思っています。国が総合診療医の数を増やそうとしているのは、間違いのない方向性です。それは、国民の誰に聞いても、総合診療医は必要がないとおっしゃらないし、現に、これまで総合診療医の育成をする上で逆風にあったことはまったくありません。逆に国や県が総合診療医の育成に必要なさまざまな事業をいろいろと支援して下さっています。医療や年金など社会保障費の支出が増大していて、消費税をすべて社会保障に充てるなど、社会保障をとりまく状況は困難になっていますが、総合診療医の育成に関しては、予算をつけて頂いています。医療費抑制に国も真剣なのだと思いますし、総合診療に期待をしていると思います。厚生労働省の審議官の人が、「見学させて下さい」と三重大学に来られることもありますし、三重県の知事と英国の総合診療医を視察に行ったこともあります。三重県の知事にも総合診療に対して、大きな期待を寄せて頂いております。本当に感謝しても感謝し足りない状態です。

もう、これだけ地域の住民が困っているし、日本全体が困っている。日本の国力が落ちているのに、高齢者人口が増え、医療費が膨大に膨れ上がっていく。と言って医療費の「人頭払い制」を導入することもできない。「フリーアクセス」を止めることも得策ではない。病床数を減らすことも本末転倒になる可能性がある。国は、医療費を削減することと、医療の地域格差を何とかするために、総合診療医のさらなる育成に支援をし続けてくれるのではないかと思います。そうでないと現在の医療の諸問題は解決できないと思います。

家庭医は必要なときに大病院に送ってくれますか?

竹村　診療所で診ていた患者さんの状態が悪化して入院が必要であれば、病院に送りますし、それでも手に負えない病状であれば、病院の医師は大規模病院に紹介してくれると思います。そのような段階的流れを規則化すれば、病院の外来がいっぱいで医師が疲労困憊することもないでしょう。診るべき患者さんたちを喜んで診てくれると思います。先ほど述べたように「出来高払い制」も起因していると思われる日本全体、国民全体の不健康感も何とかした方が良いかもしれません。人々が過度に不安にならないように医師が対応して、どの医療機関に行っても安心していられて、そうすれば本当に必要なときには、大きな病院にも送ってくれるでしょう。

このような地域医療の実現は不可能ではないと思っています。
今は、地域の住民も不健康感が強くなっていて、病院の医師が疲労し、多職種連携の構築に努力しているが、それでも在宅医療が充実しきれていないのが現状でしょうか。それで今後病床が削減されると、どうなるか心配です。医療現場全体が疲弊しないように、さまざまな政策を打っていくことが是非とも必要です。

――変な言い方ですが、大病になったときに、いつものかかりつけ医、家庭医が医療設備の整った大病院や各専門医にちゃんと紹介してくれますか？

竹村　おっしゃる通りです。患者さんに、そういう不安を感じさせるようではいけないのです。そのためには、まずかかりつけ医が多くの疾患に対応できる必要があるでしょう。そして良い医師関係の構築。そのうえで必要に応じて後方病院に紹介できることも必要でしょう。これは後方病院の医師が快く紹介患者を受け取ってくれるような環境を作る必要があります。一方で、大病ではなく、普通の病気でも大病院にかからないように住民も気を付けないといけません。地域住民が協力して「地域の医療体制を守る」のが重要になります。医師不足地域で住民を交えてタウンミーティングをすると、医師を送れ、といったことは誰も言わずに、どうやって医師を守って、地域の医療体制を維持するか、の議論がされることが多く、とても興味深く思います。この医療過疎の三重県で、総合診療医の数を増やしてこれらの医療体制を可能にするための仕組みを今、作っているのです。それが、全国に広がれば良いと思います。

あと、最近は減ったかもしれませんが、病院が自分の属している大学医局の関連病院であるとかないとかが、紹介可否のキーとなってはいけませんね。

後医は名医!?

――今のように大学病院に皆が行くようになったのには、理由があると思います。大学病院で受診したときには、「もう手遅れですね」みたいな、もっと早く大学病院に来れば良かったという思いがあって、現状があると思います。

竹村　それも一つ問題点です。というのは、大学病院の先生方は、そう言える立場にいることをあまり認識していないのかもしれません。そこは、私も大学で診療しているときにいつも気を付けているところなのですが、フロントライン（かかりつけ医）から、患者さんが大学病院などもっと大規模な病院へ送られてくるときは、やっと症状が熟して、多くの医師にとって病状が理解できる段階なのです。

「後医は名医」という言葉があります。つまり後方病院（最初に受診した病院ではなく、そこから紹介された側の病院）にいる医者の方が、名医ということです。

なぜかというと、後方にいるのが名医ということではなく、それは、症状が出て病気だと分かるようになってから、後方病院へ送られるからです。

「なぜ今まで分からなかったのか」、それは、後方病院に患者さんを送る直前まで症状が出ていなかったからです。その症状が前から出ていたら、もちろんかかりつけの先生はすぐに紹介状を書いていたでしょう。

しかし、それを大学病院側が「なぜこの病気が分からなかったのか」と患者に言っては、かかりつけ医の方が委縮してしまいます。

逆にあまりに早く患者さんを紹介すると、症状が熟していない時期なので、後方病院でも診断がつかず、なぜこの患者を紹介したのかと、かえって責められることもあるかもしれないのです。

後方病院へ送らなければ、どうしてもっと早く送らなかったのかと言われるし、送れば送ったで診断が全然違うと言われてしまうこともあるわけです。

大学病院側の不満としては、症状が悪化してから送られてきたり、紹介状にきちんと今までのデータがついていなかったりすることもありました。診断名として上がる前の状態ですから、そのようなデータがない場合もあるでしょう。後出しジャンケンと同じです。

かかりつけ医は、委縮して大きい病院や各専門医に送りたがらなくなるかもしれませんし、忙しい病院だと、患者を送ったのに診断まで何週間も待たせることもあるかもしれません。

そのようなことは精神疾患の治療においても起こっており、それぞれに言い分があったので、それを話せる場所が必要だと思われ、三重大学の精神科の教授と総合診療の私が協働して、三重県の総合病院で働く精神科医とかかりつけ医が議論できる機会を作っています。これによって患者についての意見交換ができますし、精神科の先生とかかりつけ医の人間関係を良くすることにも寄与していると思います。この会があって、三重県の多くの精神科医の方と知り合いになれました。毎回、精神科診療に役に立つさまざまな考え方が学べて良い機会となっています。

実は、三重県は自殺率が高いのです。これを解消するためには、専門医の精神科医だけが頑張るのではなくて、我々総合診療医と精神科医が、あるいは、かかりつけ医と精神科医が意見交換がしやすくなり、うまく連携して患者さんを効率的にケアできるシステムを作ることが大切だと思います。人は一度でも会えば違いますから、会ってコミュニケーション不足による摩擦を少なくすることも大切だと思います。総合診療医が自分の手に負えないぐらいの精神疾患を抱え込まないように、そのルートを作ってあげる必要があると思います。

紹介状への返信は、「ありがとう」しかない

竹村　かかりつけ医の患者さんが「抱え込み」状態になる理由として、「後医は名医」という言葉をあげましたが、大学病院で「もっと早く大学病院に来ていれば！」と言われた患者さんは皆、「やっぱり大学病院の先生の方が良いのだ」と思ってしまうわけです。または日本人は、もしかすると大学病院に何らかの憧れがあるのでしょうか。先生に誤診されても本望、と言われたこともあります。本当ではないと思いますが（笑）。しかし、大学病院の先生でも、ある特定のことはよく知っていても、他の科のことは知りません。

大学病院の医師も、その専門から外れると何でも知っているわけではないのです。

以前、ある大学の整形外科から、熱が出たということで患者さんが総合診療科へ

送られてきました。しかし、患者さん自身は膝が痛いと言っていて、膝の関節液を私が採取して調べてみたら「偽痛風」でした。偽痛風なら、整形外科の分野ではないかと。そう、大学病院にいる整形外科はさらに細分化されていて、手の整形外科医、腰の整形外科医、膝の整形外科医…などいるんです。大学の医師が患者さんの病気の診断に優れているわけではない。（※編注：痛風とよく似た疾患に偽痛風というものがある。痛風は、血中の尿酸が増加し関節液内に尿酸ナトリウム結晶が生じる病気だが、偽痛風では、関節液中にピロリン酸カルシウム結晶という結晶が沈殿することによって起こる。）

大学病院に紹介されて来る患者さんというのは、症状がきちんと成熟して、症状がはっきり出ているので、大学病院に来たわけですから、大学病院の医師が、かかりつけ医を批判する権利はないと思うのです。

患者さんの症状の機が熟して、診断がついてきちんと後医に送ったわけです。それは医師として偉いと思います。にもかかわらず、紹介状の返書で不満を述べることがたまにあるのです。これは、本当に大きな間違いです。

ただ「なぜ、こんなのを送ってきたのだ」みたいなことを紹介状の返信に書く病院医師も、疲れ切っている場合もありますので、それも理解してあげるおおらかさも必要かもしれません。時にこのような研修医に遭遇する場合もあります。

（※編注：かかりつけ医から大病院に紹介されて来た患者さんについて、診断や治療をした後に紹介したかかりつけ医に対して、紹介状への返事、診断や治療の結果を返信するシステムがある。）

私は、こういう研修医には、どうしても何か余計なことを書きたくなったらば、かかりつけ医からの患者さんの紹介には、ただ「ありがとう」だけ書いてきなよと、それ以外のことは、紹介状への返信に書かなくていいと伝えます。

大学病院の批判は大学病院内部から

竹村　きちんとしたかかりつけ医は、大学病院に患者さんを送ります。後医である大学病院の医師にも至らないところがあります。

「大学病院の医師も至らないところがある」と、大学病院の中にいる私が言わなければいけないかもしれません。私は、大学病院にいる人間だから。

意味のない研究にもいろいろと苦言を言います。自分も研究をしているので。

アメリカに行って研修を受けた人間が、アメリカの研修システムを批判することは許されると思います。私は、どんどんアメリカを批判します。実は、私は、医学教育は英国のダンディー大学で学んだのですが、英国の教育も理由があれば批判します。なぜかというと、自分の目で良い点も悪い点も見ているからです。

大学を批判するのは、私の役目だと思っています。プライマリ・ケアの先生方が大学病院を批判するのは、何か気持ちが引けるところがあると思いますので、「私に言ってください、私が代わりに代弁します」と、かかりつけ医の皆さんに言っています。

住民からも医療への要望を伝えてほしい

――昔のように、近くにいる地域のかかりつけ医がいつも診てくれていて、その先生が、大丈夫だよと言ってくれたら安心して暮らせる。それは本当に幸せなことだと思います。

竹村　おっしゃる通りで、その辺の仕組みを、行政が作らなければいけないし、医療の現場が作らなければいけないし、そのために多職種の皆さんで協働していかなければいけないのですが、住民からそれを要求してもらわないとうまくいかないと思います。

こういう医療がほしいのだと、今おっしゃったような医療がほしいのだと言ってくれた方が良いと思います。こういうものだから仕方ないというのも一つの現実直視ですが、そうではなくて、医療の希望をどんどん言ってください。行政や医師だけに任せていては、その地域の医療に関する住民のニーズは見えません。住民、医師、行政などで議論した意見が必要と思います。

アメリカの医療が、家庭医を作るに至ったのは、住民の力ですから。住民が、分化医ばかりの医療の現状に「いい加減にしろ」と言って、ミリス報告書という住民からの提言がなされ、医療を変えていったのです。

『日本に家庭医を』という本が、1991年に出版されています。もう相当古いです。この本は、住民の要求によって書かれていて、医者のみが書いているのではなく、住民とともに書いているのです。このときに既に、家庭医への希望を具体的にイメージした住民たちがいたのです。後ろにはミリス報告書が付記されています。

ドクターフィーには概ね賛成だが少し違和感がある

——アメリカには、ドクターフィー（医師に直接支払われる報酬）というのがあります。日本の国民皆保険制度というのは素晴らしいと思いますが、しかし、頑張っている先生方には、それに見合う報酬があって良いと思いますが、その辺はどうお考えですか。

竹村　半分賛成でしょうか…。アメリカの人たちに聞くと、例えば、美味しい物を食べたいときに、高いお金を払うのは当たり前だろうと言います。そのとき、お金がなければ、ハンバーガーで済ませる。同じようにお金を払って自分が診てもらいたい先生に診てもらうためのシステムがあっても良いだろうと言われると、確かにそういう気はします。

実は、アメリカだけでなく、オーストラリアもカナダも、治療費の設定のシステムは二つあって、公立病院の隣にはプライベート病院があって、公立病院は誰でも受診できますが、プライベート病院は、プライベートインシュランス（私的な保険）に入っている人たちだけが受診できるのです。

そのプライベート病院の方が少し綺麗ですし、受診までの時間が早いわけです。この早く診てもらえるというのが、重要な点です。腕としては、公立病院とプライベート病院で同じ医師が治療を行なっているのですが、お金を持っている人は、私的な保険に入っていて受診するわけです。医師のアルバイトも、プライベート病院のようです。これは、資本主義的で納得できるわけです。

ただ、経済状態で医療のアクセスを決めるシステムを作ると、経済的格差で命の軽重が決められているようで、全面的に賛成とは言いにくいですね。日本の場合は、どこに住んでいても命は平等で、お金を持っている人も持っていない人も命は平等、私たち医者も命は平等だからどんなに疲労していても他のときと同じように診るべき、と教育されているので、医療に経済原理が働くのには、少し違和感があるところはあります。実際には、日本に医療など社会保障にさくお金が不足しているので、病床数を減らそうとしているわけですが。
さらに言うならば、他国に比べると、医師の診察費がかなり低く抑えられているので、いまだに医療が破綻していないともいえます。診察費がさらに高くなると、社会保障は破綻するかもしれません。

――現実的には、少し日本の風土に合わないところがあるでしょうか。

竹村　合わないかもしれませんね。今、混合診療禁止（公的保険に自費治療を加えて受けること）と言っているのは、正しくそういうところがあるのではないかと思います。

疲弊している医療現場をどうやって立て直すか

竹村　まずは、システムを変えて、忙しすぎる医者、医療の現状を変えないといけません。忙しい医者が、自分の専門分野の仕事で忙しいのかというと、そうでないことが多いのです。自分が診なければいけない患者さん以外にも、日本の分化医はプライマリ・ケアの患者もかなり診ていますので、時間がかかっているのが現状です。例えば患者さんが、整形外科に行ったついでに他の疾患も診てもらう、小児科でも成人を診ている場合があります。開業の先生であれば良い場合もあるのですが。

総合診療医も分化医も同じですが、時に寝ずに当直して、その翌日も通常通りに診療している場合もあるわけです。それでも給料は同じですし。患者さんを診れば診るほど給与が高くなるのであれば、インセンティブ（目標を達成するための刺激）

にもなると思いますが。それこそ命がけで診療しているようにも見え、患者さんに「自分の限界が近いので、もうこれ以上来ないでください」みたいな感じになるほど多忙です。立ち去り型サボタージュが起きやすい環境ですよね。そう言うのはもっともだと思う場合があるのです。

これは、総合診療医でも同じではあるのですが、分化医（専門医）も同じような問題があるのは改善の余地があるように思えます。

入院施設のあるような規模の病院というのは、入院させるために必要な施設なので、風邪をひいたからといって行く必要はないと思います。

風邪は診療所などの医師が診て、その患者が重症の肺炎であるとか、急性腎盂炎であるとか、入院しないと大変だというときに病院医師が診てあげればいいのだと思います。緊急なときも、そういう場合でないときも、病院の先生がいつでも診てほしいというのは病院医師が気の毒だなと思います。

　ある病院の総合診療の診察室の隣に分化医の診察室があって、その分化医が患者さんと口論しているのが聞こえることがあります。気持ちは分からなくもありません。外来で診察して、救急患者を診、病棟でさまざまな手技をして、入院患者さんを診ているわけですから。いつもすごく遅くまで仕事をしているのです。さらに学生や研修医の教育、研究、また管理的なこともやっていらっしゃるので、同情はできます。とにかく滅茶苦茶に忙しいのです。だからでしょうか、患者さんに不満を漏らしながら仕事をしているのが、聞こえてきます。不満を漏らすのも大変だろうなと思います。これはその医師にのみ非があるというよりも、医療システムの改善が必要なのだと思います。２０２５年に団塊の世代が75歳を迎えて医療が大変なことになる前に、医師が倒れるようにも思えます。厚生労働省は、例えば人頭払い制度を導入するなどの抜本的な改革をすべきと思います。

　イギリスは、サッチャー首相時代がそうでしたが、ある意味で社会主義国的な面があり、そういう医療の平等性はとても厳しく保護されていました。

日本の医療政策は、どちらかというと、英国の制度をまねる傾向があると思います。しかし、英国のように総合診療医の医療の窓口にて人頭払い制にしないのは残念です。国民皆保険制度で、かつ混合診療をしない、そしてフリーアクセスを維持するという方針は、２０２５年問題がうまく乗り切れないと判明するまでは、変えないのではないかと思います。

（※編注：２０２５年問題とは、団塊の世代が２０２５年頃までに後期高齢者となる事で社会保障費の急増が懸念される問題。）

治療費の人頭払い方式導入に賛成

竹村　私が、今の日本にとって良いと思うのは、人頭払い方式だと思います。医療費全体を抑制し医療制度が健全になるためには、それが早道だと思います。

この方式で議論されることですが、人頭払い方式にすると開業医の先生たちが損するかというと損しないと思います。英国では人頭払い方式に加えて質の良い医療を提供していれば給与を上げる方式をとりましたが、そのときに、開業医の利益は１２０％になったのです。人頭払い方式で医療費全体は下がって、医師の収入は下がらなかったのです。

日本が２０２５年になったとき、どうなるか考えるべきです。

今後、高齢化が進んでいく中で、国には今の医療体制を維持するだけの予算はないのですから、このままではいずれ破綻するときに破綻します。無くなったときになって、「すみません、予算がありません」という可能性が大きいのです。

医療機関への支払い制度の種類と特性

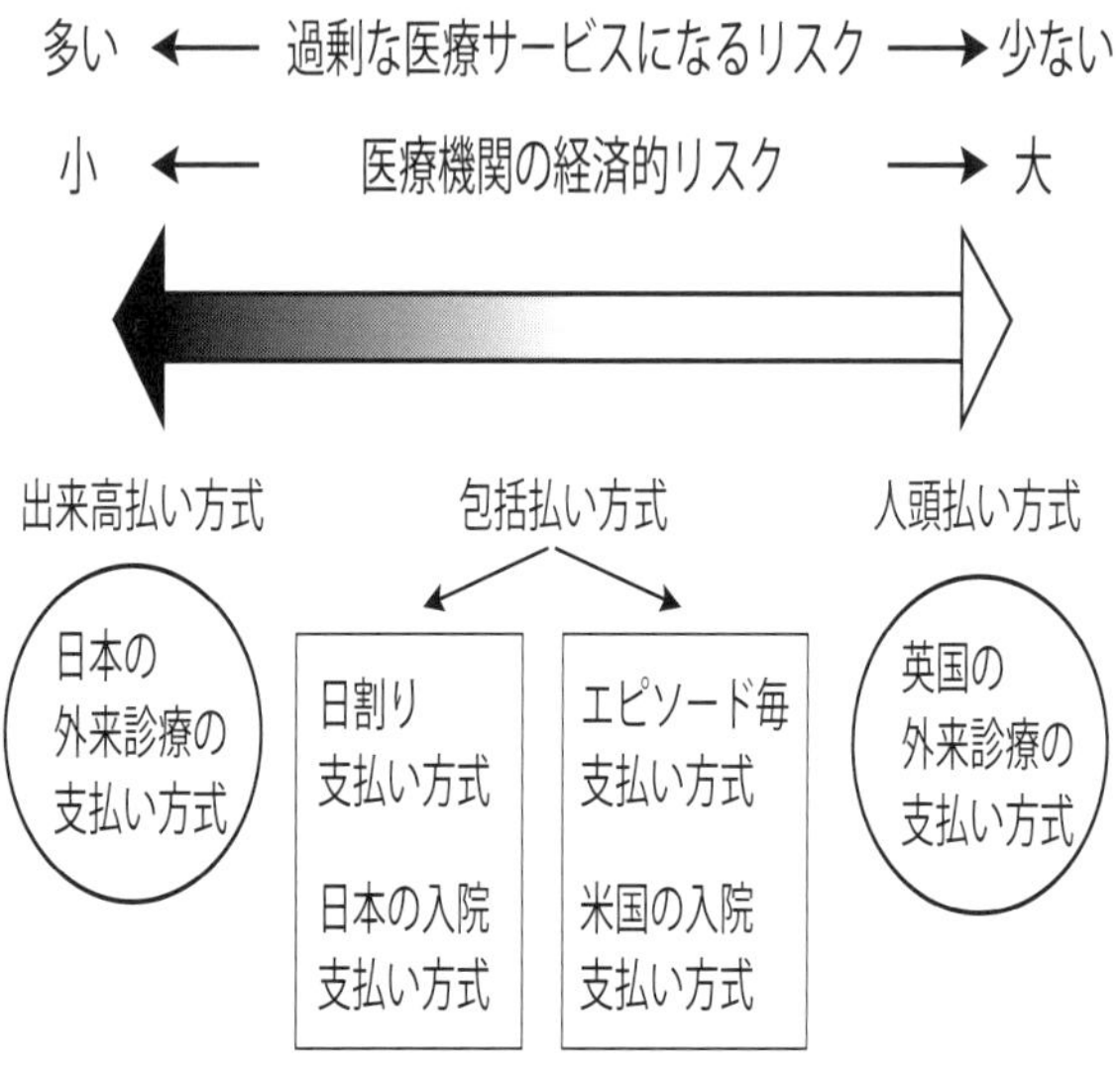

医療機関への支払い
出来高払い方式と人頭払い方式

出来高払い方式…簡単にいうならば、医療サービスを一回あたりいくらという形で医療機関にお金が支払われる仕組みです。日本の外来の診療報酬制度は、この方式です。
この問題点は、医療サービスが多いほど医療機関の収入が増えることです。最適な量よりも多くなってしまった医療サービスの医療費の負担は医療機関は負わずに、保険者が負うことになります。そこで、出来高払い方式のほかに、包括支払い方式や人頭払い方式が考えられました。

包括支払い方式…支払い額の設定が十分高ければ「より多い量の医療サービスを提供する」から「より少ない量の医療サービスを提供する」ことに変えることが期待できます。

人頭払い方式…かかりつけ医をあらかじめ決めて、その診療所や病院に登録した住民 の人数に応じて診療報酬を支払う方式です。
長所としては、病気にならないようにする、病気を軽いうちに治す、予防医学の方へバランスを変えていくことができるといわれています。
反対派の中には、患者の来院数とは関係なく収入が一定なので、過少医療になる可能性を指摘する声があります。

多くの先進国では、入院診療に関しては、（病気や手術など）エピソード毎の支払い方式、外来診療に関しては人頭支払い方式というのが主流になってきています。

――腕の良い総合診療医が育って、三重モデル（※大学病院を中心とした病院や診療所にいる総合診療医を基盤とした連携システム）が広がったら、そのときには状況が熟すでしょうか。

竹村　そうですね。今回の専門医制度改革（※編注：２０１８年度より、専門医制度に総合診療専門医が新たに加わる）が、一つのきっかけになると思います。今後は、人頭払い方式に変えると良いと思います。日本の現状を見ていると、そうならざるを得ないのではないでしょうか。

　とにかく「夢と情熱」です。情熱を持って行動すれば、きっと夢は実現するのだと思っています。周囲の人にもそう言っています。「そうなると思って、やりなさい」と。やらないで後悔するよりも、やって後悔した方がずっと良い。いずれなりますから、そのときに、右往左往しないように準備しておくべきだと思います。

必要な薬代を削るのではなく支払方法を変える方が能率的

――新薬で、非常に高額な薬が話題になっています。免疫チェックポイント阻害薬や分子標的薬をどう思われますか？

竹村　日本には、高額医療制度がありますね。

（※編注：高額療養費制度とは、月初から月末までにかかった医療費の自己負担額が高額になった場合、一定の金額を超えた部分が払い戻される制度。年齢や所得に応じて医療費の上限が定められている。高額になることがあらかじめわかっている場合は、事前に申告しておくこともできる。ただし、差額ベッド代、食事代、保険外の負担分は対象外となる。）

高額で話題の免疫チェックポイント阻害薬も疾患によって一部保険適用になりま

したので、それは税金で負担されるわけですが、そういう薬代を減らすことより、治療報酬の支払いのシステムそのものを変えることで、全体の医療経費を減らすことを考えた方が良いと思います。

今、我々の教室で糖尿病診療における至適な受診頻度の研究を行なっており、糖尿病の患者さんを、1カ月おきに診る場合と、3カ月おきに診る場合とで、その効果をビッグデータを使って調査しているのですが、全然変わらなさそうです。だから、受診は3カ月ごとで良いのです。それを、1カ月おきとか、2週間おきで診ている人もいますから。人頭払い方式になると、今まで2週間ごとに通院しなさいと言っていた医師が、突然3カ月ごとで良いよと言い出すかもしれません。多くはなされていないと思いますが、健康な人の主観的病状を操作して、過剰な薬をどんどん処方するのは良くありません。

先ほどの湿布もそうですが、処方し過ぎです。例えば、高齢の患者さんで日常的に大量の湿布を貼っているとしたら、運動やリハビリ（※編注：保存療法―痛みの改善と運動機能の回復を目的とし整形外科で一般的に行なわれている。筋力アップなど）をした方が良いと思います。鎮痛薬は、どんな薬でもやはり胃を悪くしたり腎臓または肝臓に負担がかかりますから。（※編注：薬は腎臓や肝臓で代謝分解される。）

医療の予算が、予防医学の方に回っていくようになって、人生の最期まで健康に生きていければ、皆さんが幸せになると思います。人頭払い制度を導入したならば、これまで行政が主として取り組んできた保健事業に、地域の医師も介入するかもしれません。担当する患者さんが健康であるために。

住民が、本当に何を望んでいるか、国もきちんと聞いてほしいと思います。行政も、もっと改革に動いてほしいと思います。政権が代わっても、医療体制だけは変わらないのですから。医師会も、支払制度を変えたとき、どのようになるか、日本のエビデンス（根拠）を出した方が良いように思います。

三重県は医療過疎地

――眼科の良いお医者さんについてはどうお考えですか。

竹村　眼科の良いお医者さんは、専門が分化しているので、ある病気には良いかもしれませんが、ある病気は診ることが難しいというのは、よく経験しています。

ある眼科医に、結膜に亀裂が入った患者さんがいるので縫ってほしいと頼むと、自分は網膜の奥の方が専門だからと断られました。表面も奥も、同じ目なのにと思いました。整形外科も同様のことがあります。

だから、表に情報が出てこないような街のお医者さんの方が、スポンジのように、何でも患者の要望に対処してくれる場合もあります。大学は対応してくれなかったけれど、すぐ近くの医師の方が良かったというケースもあります。もちろん眼科医がいなければ総合診療医は大変に困りますが、分化医（専門医）だけで医療を構築するのも困難と思います。

子供さんが手の皮膚を切って外科的には簡単に縫うだけの状態でしたが、わざわざ大学病院まで来た患者さんがいました。「どうして、ここに来たの？」と聞いたら、「小児科に行ったら時間がないと言われ、外科に行ったら、同様なことを言われて、近所のお医者さんに行ったら断わられて、『大学の総診（総合診療科）に行ったら？』と言われたので、来ました」ということでした。外科医も縫わない、小児科医も縫わない。

三重県は極めて医療資源が少ないです。まず、医師も少ないですが、看護師さんも少なく、助産婦さんは日本で１、２を争うぐらいに少ないと聞きました。だから、総合診療が期待されているのでしょうか。

地域全体の診断力を上げる努力

――三重大学では、竹村先生が直接患者を診ていなくても、カンファレンス（症例検討会）で検証するという形で、患者を診ているわけですか?

竹村　そうです。私たち指導医が診る前に、学生や研修医が診て、次いで指導医が診させて頂く。そして、その日の終わりには、その日診た患者の「振り返り」をするので、さらにそのときにいろいろと議論をしています。そこで診断に関する意思統一はしています。

そして、三重大学総合診療科の関連病院や診療所（「三重大学総合診療ネットワーク」と呼んでいます）はたくさんありますが、毎週火曜日はテレビ会議をします。これまでに診た症例をもとに勉強会をしています。ネットワーク内にいる優れた総合診療医の先生たちとの意見交換もできます。かなり優れた教育の場だと思います。
この各研修病院の総合診療科や診療所には、私が信頼している総合診療医がたくさんいます。外来には、私の名前でないと（私が直接診察するのでないと）だめという患者さんが来ますが、そういう現状を分かって頂きたいと思います。

他の大学病院の総合診療科について

――全国の大学病院でも、いくつか総合診療科を作っていますが、そのレベルはいかがでしょうか?

竹村　多くの大学には総合診療科が設立されています。おおかた、大学の総合診療部門として素晴らしい総合診療の診療や教育、研究をしていますが、中には（内科で最後に設立された内科として、例えば）第4内科が総合診療科を行なっているというケースもあります。総合診療科というスタンスではなく、かなり分化した内科の中の一専門分野という感覚です。設立してから時間が経過するとそのうち、総合診療科が自ら、総合診療科ではなく（内科の末席として）第○内科となってしまっている。それでも他の診療科に比べると、総合的に患者さんを診ていることは多いかもしれません。

卒前教育というのは、大学でしかできないので、大学でも総合診療を医学生にきちんと教えなくてはなりません。総合診療科も、地域医療講座というのも、大学にいろいろできましたが、ごく一部ではありますが、ジェネラル（総合）という価値観ではなく、専門医、分化医という価値観で診療や教育をやっているところもあるのではと思います。総合診療の重要性が増している昨今なので、それはやや残念に思います。

家庭医と分化医（いわゆる専門医）

――今後、三重モデルが全国に広がる見通しはどうでしょうか？

竹村　20年後くらいには、大丈夫だと思います。アメリカで、そのような夢のような医師を育成するのは難しいと言われて1969年に設立された家庭医が、今では医療の中心になっているわけです。私が研修したのは、その20年ぐらい後でしたが、家庭医が自信を持って治療にあたっていました。

患者さんにとって診療の入り口が家庭医だから、家庭医が分化医に紹介しない限り、各分化医の所には患者さんは来ないわけです。ですから、分化医は家庭医と良い関係を作りたいわけです。そのため、各分化医は家庭医の勉強会などに来てくれ、また、分化医に講演してくれるかと聞くと、無料でも喜んで来てくれました。つまり、家庭医と分化医が協力し合うことで、お互いがウイン・ウインの関係になるのです。

夢と情熱を持って進む！

医者だからと威張るのは時代遅れ

竹村　自分も医師としていろいろな先生方と接してきて思うのですが、一部の医師のなかには、変わっている方もいらっしゃいます。

よく目撃するのは、講演会などで私を呼んでくれた医師たちのＭＲ（製薬会社の社員）への対応で、その口のきき方に、「ＭＲも役割の違いがあるけど、人間としては同じでしょう」と思うことがあります。たまに若い医師にも、そういう言い方をする人がいますので、暗くなります。「医者ってそんなに偉かったかしら」と思うような、まるで相手を人間扱いしていないような話し方です。非常にまれですが。

――竹村先生は、お医者さんの家系ですか？

竹村　いえ、一般家庭です。だからかもしれませんが、このような場面に遭遇すると、すごく違和感があります。

医者を志した理由

――どうして、お医者さんになろうと思われたのですか？

竹村　もともと早稲田にいたのですが、機械工学でした。ただ私自身、人間臭い雰囲気が好きだったので、何か違うなと思ったのです。

そこで、防衛医大ならお金もかからないし誰にも迷惑をかけないと思って、入り直しました。実家の近くにあった医科大であったことも理由でしょうか。今から思うと、面白い世界でした。今は医学生はどこの病院からも引く手あまたでちやほやされていますが、当時の防衛医大では、医学部生は、まさしく底辺でした。卒業してからもそういう生活に慣れていたから、かなり従順で、全国のどこに赴任させられても、多くの場合は納得していたようです。また、性格や出身、経済状況などがない階級社会でしたから、役割だけで動いていたような気がします。夜に酒を飲みながら話していると、すごい生い立ちだったんだな、と思った人たちに何人にも会いました。したがって、先ほど話した製薬会社のＭＲさんに対する医師の態度に違和感があるのかもしれません。

三重県に来たら、東京のような都会と違って、医師が少なくて、本当に医療が受けられないという患者さんがいるのを実感しました。医師は大変ですが、東京にいた頃よりも、患者さんから尊敬されているようにも感じました。そして、医師患者関係がやや不調をきたしていても患者さんが医師のところに来るようです。だから医師と患者の関係には、どうしても上下関係ができてしまうのかもしれない。けれども人間としての患者の○○さんと、人間としての医師との間に上下はないし、これまでの歴史を考えるとその上下関係は逆転している場合もある。だから医学生や研修医に「最後まで君を信じて、君に寄り添っていこうとしている患者さんに、適切な尊敬は必要だ」と話したりします。

患者さんは人間として、君より海千山千の人生経験があるのだから、小学生ではあるまいし、君がそのような話し方をするのはおかしい、という話をしたり…。

あまり言うと、説教くさく胡散くさく感じられるので、あえて竹村（私）が患者さんに対して非常に丁寧な言葉使いをして、それを訴えたりしますが。

先ほど言ったように、その立場の人間にしか言えないことってあります。アメリカや英国の医療を批判するのは、それを身をもって体験した人間にしかできない。同じように、医師に対する批判は、医師がした方が良いと思ったりします。常に患者の側から医療を眺めて、医療に問題があれば、医療内部からそれを指摘した方がより効果的と思います。

総合診療医の原点

――先生は、いつ、総合診療医の方向に向かわれたのですか？

竹村　防衛医大に入ったときから、総合診療医になることを求められていました。防衛医大では「総合臨床医」と呼んで、防衛医大の設立趣旨はこの総合臨床医の育成であり、卒業したら総合臨床医になると言われていました。防衛医大の医師は将来、厳しい環境に行く可能性があるわけです。例えば、潜水艦の中、船舶の中、僻地のレーダーサイト、南極、近年ではＰＫＯ活動などです。ここには医者は一人しかいない。

海上自衛隊は海外にも行きます。船には医師が一人しかいないので、一人で医療のすべてができないとだめなのです。なぜ、防衛医大の総合診療科にいたときに虫垂炎の手術を我々総合診療医がしたかというと、ニーズがあったからです。船の中でも、いざというときには虫垂切除術をしなければなりません。

米国で家庭医療（総合診療）の研修を3年間受けた後で、実は、熱帯医学の研修を数カ月受けたのですが、これも海外に行ったときに必要になるかもしれないからです。

これは、あまり話したことがないのですが、実は宇宙飛行士になる選抜試験も受けました。なぜ、そうなったのかと言うと、究極の無医地区、宇宙ステーションで働くことに興味があったからです。最終的には宇宙飛行士にはなれませんでしたが。

――軍医さんというのは、究極の医師の姿ですね。何でもできないといけないし、設備もないし。

竹村　対象疾患には外傷系も多いです。それに、敵も救うのです。ジュネーブ条約という規則があって、敵も救う必要があります。そこで、いつも平等ということを反芻《はんすう》するわけです。敵だから、いい加減な治療をしていいわけではない。今でも、患者さんのバックグラウンドに左右されずに平等に患者を診る姿勢は、こんなことも寄与しているのかもしれません。

病院には、ちょっと怖い人たちも診察に来ます。大学病院の場合には、時に近所の刑務所からも患者さんが連れてこられます。「先生、なぜそんなに一生懸命診るのですか」って周りの人から言われることもありますが、命に敵味方の差がないように、教育されてきたことも影響しているのかもしれません。

この人たちは、今は怖いけれど、幼稚園の頃とか怖かったとは思えないだろう、本人は希望してこうなったわけではないだろうから、とか想像して。

　このような態度で治療をしているうちに、診察室に入ってくる患者さんの感じも違ってくるのです。初めのうちは、扉をガーンと足でけって、「オース！」みたいな感じの患者さんが、そのうち、ちゃんと扉を手で開けるようになります。仲間にしないとだめだろうって。あまり違う人と思って対すると、敵対心しか起こらないからです。それも防衛医大で培われたことかなと思います。防衛医大の学生はすべて寮生活でしたし。憎しみや対立からは何も生まれない。敵と思ったならば、肩を抱くぐらいの気持ちになれるように努力する。

　ちょっと言い過ぎですね。周りの人がこの話を聞いたら、否定するかもしれないですが（笑）。

　あと、防衛医大では陸上競技部にいたので、毎日、8キロから12キロ走っていました。本当は高校のときやっていた吹奏楽をしたかったのですが、防衛医大にはなかったので。走っているときに自分と駆け引きをするのです。苦しくなると歩くか、そのまま走り続けるか。この経験は今でも役に立っています。たくさんすることがあって自分の限界にきても、自分と駆け引きできるんです。「先生はなんでそんなに仕事を続けられるんですか」と聞かれることがありますが、この自分との駆け引きができることが原因かとも思います。

アメリカ留学後、防衛医科大に総合診療医の育成拠点形成に寄与

竹村　防衛医大に入ったときから、「総合臨床医（総合診療医）になるんだ」と言われていましたが、ただ、防衛医大の問題は、スローガンをかかげるだけで、養成する教育課程がほぼなかったことです。卒業したときには、防衛医大病院に総合診療を担当する部署がなかったんです。というか当時の日本には、そのような総合診療

医を育てるような施設はほんの数か所しかなかったのですが…。ただ、防衛医大を卒業して、防衛医大病院や自衛隊中央病院のさまざまな診療科で研修したのは、当時としては画期的でした。他のほとんどの大学では、卒業と同時に大学の医局に入局して一つの診療科で研修を受けるのが普通でしたので。内科も外科も小児科も産婦人科も、すべてです。実は当時の病院長に無理を言って普通よりも多くの診療科で研修させて頂きました。そういう意味では、防衛医大は私のような人間にとっては幸運だったかもしれません。

アメリカでの家庭医療研修を修了して日本に帰ってきて、防衛庁（防衛省）のいろいろな医療施設で診療をしました。ほかにも本当にいろいろな経験をしました。とても貴重な経験です。アメリカやタイ王国で熱帯医学の研修も受けました。その後、防衛医大に総合診療の教育システムを作るという話があり、防衛医大に呼び戻されたのです。

――防衛医大から、アメリカに留学して、また防衛医大に戻られて、総合診療医の育成に尽力されたということですね。

竹村　そうです。もともと、医学を勉強するのが大好きでしたので、学生時代から何でもかんでも勉強しました。早稲田大学の無機質な理工学部にいた反動かもしれませんが、医学のすべてを勉強するのが本当に楽しかったです。そのときの経験が最終的に医療を総合的に実践する診療科を選んだ原因かもしれません。

さっきお話ししたように、卒業したときに防衛医大でも総合診療を担当する科がなかったので、かえって自分で夢のような総合診療医を空想していたと思います。アメリカの総合診療にも夢のようなスーパードクターを考えていたと思います。あの頃は、何でもできる医師イコール総合診療医だと思っていたと思います。実際には患者中心性なども身に付ける必要があって、アメリカの総合診療はまったくパラダイムが違っていたのですが、それはアメリカに行って家庭医療（総合診療）の研修を受けて気が付きました。

アメリカに留学するのも大変でした。学生時代にアメリカの医師免許をとってはいたのですが、実際にアメリカで研修となると別の話です。当時の防衛庁が、すべておぜん立てしてくれたのではないですよ。

そのとき、何のツテもなかったので、「そちらのプログラムで家庭医療の研修がしたいので申請書を送っていただきたい」との内容の手紙を約400通、アメリカの病院にあるプログラムに送りました。アメリカにあった約400すべての家庭医療プログラムに送ったのです。私に面接試験を受けさせてくださいと。当時はパソコンもたくさんあるわけではなく、マッキントッシュというアメリカ製のコンピューターを購入して、400通の履歴書、自分ができること、などアピールする文章を記載、印刷して送りました。400通の大きな封書を持ってきた若者に郵便局の人がびっくりしていたのを覚えています。

しばらくすると、そのうち80通の返信がありました、研修の申請書を同封して。その80通の申請書全部に、必要事項を記載してまた送りました。みんな違う様式の申請書です。それをすべて書いたのです。

すると、アメリカの12のプログラムから返信があり、面接試験を受けに来るようにと書いてありました。休める日数も少なく、返信に同封されていたパンフレットを見ながら、いくつかのプログラムを選んで、調整をして渡米しました。あの頃、本当に怖いもの知らずでした。実は、アメリカに行ったのはそれが生まれて初めてでした。時差にフラフラになりつつ、アメリカ中を飛行機で飛んで、面接試験を次々に受けました。その途中で元厚生省の職員から連絡があり、カンザス州にいる家庭医スターン先生を訪問するように助言がありました。面接試験の感触が良くなかったので、予定を変更してこの先生のところに行きました。ここで生まれて初めてリムジンに乗りました。スターン先生が行先を変更するように示唆して下さり、スターン先生自らが調整してくださいました。その中の一つが、テネシー大学の家庭医療プログラムでした。家庭医療の研修は、地方都市のプログラムの方が進んでおり、テネシー大学プログラムはとても魅力的でした。最終的にここで研修の許可がおりました。アメリカでの家庭医療研修が可能となり、次は、防衛庁を説得しました。総合臨床医（総合診療医）のニーズが高かった防衛庁から「では、国として出すから」と言われ、3年間の家庭医療研修のために渡米したのです。アメリカでの研修も簡単ではなかったのです。

教室のホームページなど、さまざまなところで『夢と情熱』を竹村のキーワードにしています。夢を追いかける、それも情熱的に。この渡米はまさしくそのものでした。日本全国を総合診療医でいっぱいにするために三重県で努力しているのも、夢と情熱です。

総合診療科を選んだことが自分らしく生きる道だった

――アメリカに行かれて、アメリカの総合診療のシステムを見て、目覚められたのかと思っていました。

竹村　アメリカの総合診療医が何でもできる医師と思っていたのですが、実際にアメリカに行って、何でもできる医師＝家庭医ではないことを知りました。患者をケアしながら、患者の思いや期待、そして患者の心理社会的なバックグラウンドも見ること、患者に寄り添うことを知ったのは、アメリカでの竹村の目覚めでした。

アメリカのプログラムには、行動科学の先生が必ず一人いなくてはいけないというのがありました。自分の診療をビデオで毎回撮られて、その行動科学の教員が、それを用いて私を指導してくれました。最初はどうしてこれが必要なのだろうと思っていました。しかし、そのうち、なるほどなと思いました。診断や治療することだけではなくて、患者さんの考え、期待や、患者のバックグランドも、一緒の頭で考えなければならないと教えられ、納得しました。

確かにそうしないと、患者さんは満足しないし継続しないので、重要だと思いました。医療の目的は診断や治療のみならず、患者さんの満足が重要であることにこのとき、気が付きました。

どんなに良い診断をしても、治療ができても、患者さんが満足しない結果となれば、患者さんにとって不幸であることです。たとえ家庭医が診断できなくても、治療できなくても、患者さんは幸福になることができる。竹村にとって大きな気づきでした。この行動科学者から学んだことは多かったと思います。

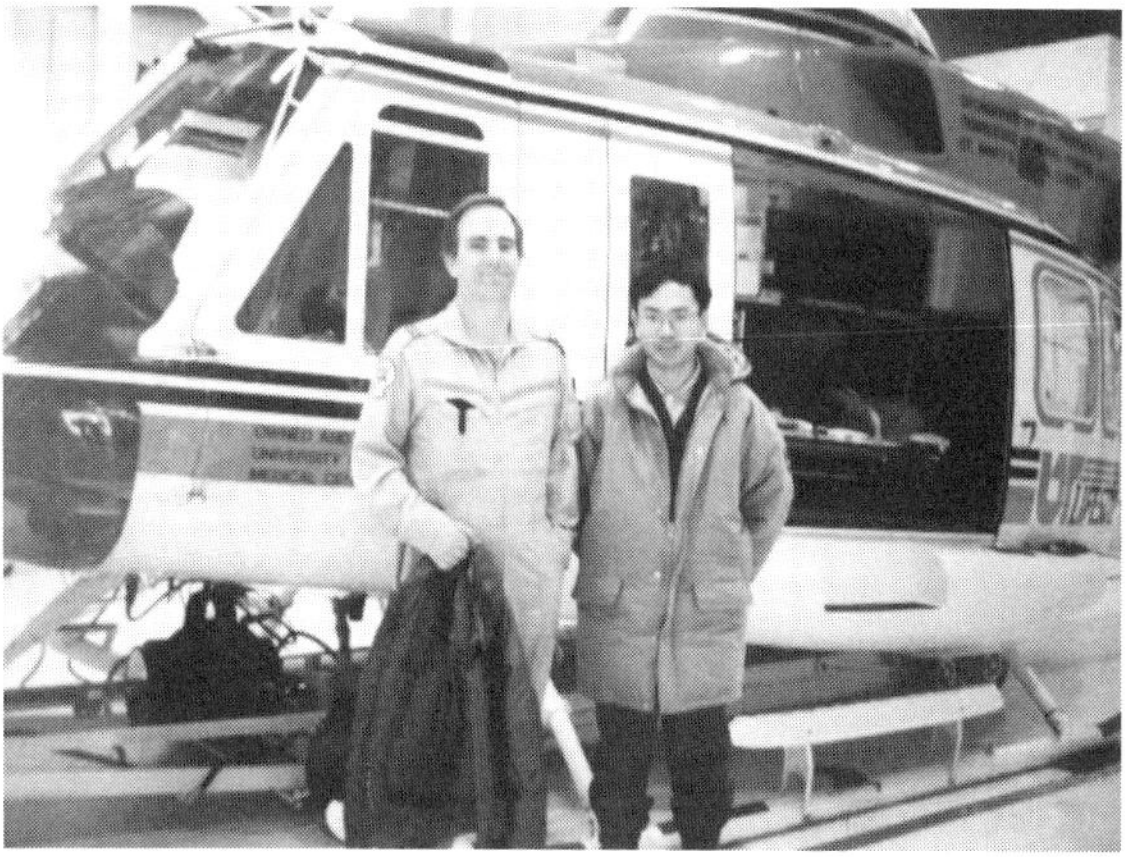

テネシー大学医療センターでの救急研修

アメリカ家庭医療専門医の資格を持つ竹村医師。防衛医大卒業後、夢と情熱でアメリカ留学への道を切り開いた。

最初はツテもなく、アメリカで家庭医療プログラムのある400病院すべてにアプローチしたという。縁あり、テネシー大学で家庭医療を学ぶこととなり、結局、防衛庁から国からの留学生という形となった。

家庭医先進国アメリカでは、救急医療研修や産婦人科研修を含む多彩な研修を経験し、のちに日本型総合診療医の構想を構築する基礎を育んだ。

もう一つのパラダイムシフト

竹村　もう一つ、私に大きなパラダイムシフトを起こしたのは、あるマレーシア人の言葉です。世界家庭医学会は、世界の家庭医療を束ねる学会です。100以上の国が参加しており、WONCAと呼んでいます。このアジア大洋州学術大会が2005年に京都で開催されました。そのとき、私はこの学術大会の事務局長、何でも屋でした。学会が開催されていたある日、色黒のアジア人が、日本の若い家庭医と話がしたい、と言ってその学会の事務局に現れました。私がその対応にあたったのです。

そのとき、彼は「なぜこの学術大会ではアメリカや英国、オランダ、私のようなマレーシアから呼んできた医師に話をさせるのか。なぜ日本の家庭医療についての話が少ないのか。日本は世界一長生きの国、君たちの医療こそが素晴らしいのではないのか。君たちの家庭医療の素晴らしさを君たちの研究によって語ってほしい。良い車も良いテレビも作れる日本人だから、何かあるだろう」と。

そして「君たちがアメリカや英国から多くの人を招いてそればかり真似しようとすると、いずれ君たちの国も、アメリカやイギリスに占領されてしまうよ。君たち自身が研究によってエビデンスを明らかにして、日本にとって必要な家庭医療を構築しないといけないのではないか」と。

後で知ったのですが、彼はラジャクマールというマレーシアの家庭医で、以前、このWONCAの学会長をしたことがあり、東南アジアで若者をアジアに必要な家庭医療の世界に導いた人でした。のちに彼が亡くなったときに、マレーシアで国葬が営まれたようです。

彼の言っていたのは、私にとってまさしく図星でした。私も、家庭医療をアメリカで学び、医学教育学を英国のダンディー大学から学んでいたので。この彼の言葉は、私に新たな目標を与えました。三重大学の教員として総合診療・家庭医療に必要な研究をどんどんと行なって、日本に必要な総合診療のエビデンスを発信しようと思ったのです。

以前より疫学研究が大好きだったので、日本の総合診療に必要な属性を明らかにする研究や日本人にとって必要な医療面接の研究等、いろいろな研究を行なっています。総合診療の教育や研究ができる指導医や教員を育成するシステムを構築するために、文部科学省が総額3億円をうちの教室に提供したのも、その研究力にも要因があったかもしれません。

総合診療と夢

どうして、私が総合診療と親和性があるかというと、夢があるからです。他の診療科にあるような既に積み上げられたピラミッドが嫌いなのです。すでに理論が確立しているのでは、夢がないからです。

住民のニーズを考えて、それに合致した医療を構築することを考えるというのは、私にとってすごく夢のある話なのです。総合診療科の分野は、束縛されていない、自由に考えていいというのが良かったのだ、と最近思います。

昔は、何でもできるという医師になりたかったのですが、今は、患者さん中心の思考回路で医療を構築したい。このように自由な発想で、夢を持って、全身全霊で仕事ができるというのが、自分にとって幸福なのだろうと思います。

以前は、若い人たちに、「なぜ、総合診療科なのですか」と聞かれて、「防衛医大出身だから」と答えていたのですが、よく考えてみたら自分自身、他の道もあったのに、なぜ総合診療だったのか、と考えてみると意外なことに思い当たったのです。総合診療を選んだのは、それが日本に今までなかったからなのではないかと思います。今までなかった、だから夢のあるシステムを作っていきたかったのです。

パイオニア的なのが好きなのです。何もないところから、良いものを作っていくということです。常にフロント・ラインで何か一番良い物を作っているのが理想です。

そのとき、正論は、重要だと思います。何が医療に欠けているか、どうすれば良いものにできるか。初めから諦めてしまうのではなくて、一番良いものは何かということを正論に立ちかえって考えるのです。挫折したり、いろいろとしながら（笑）。

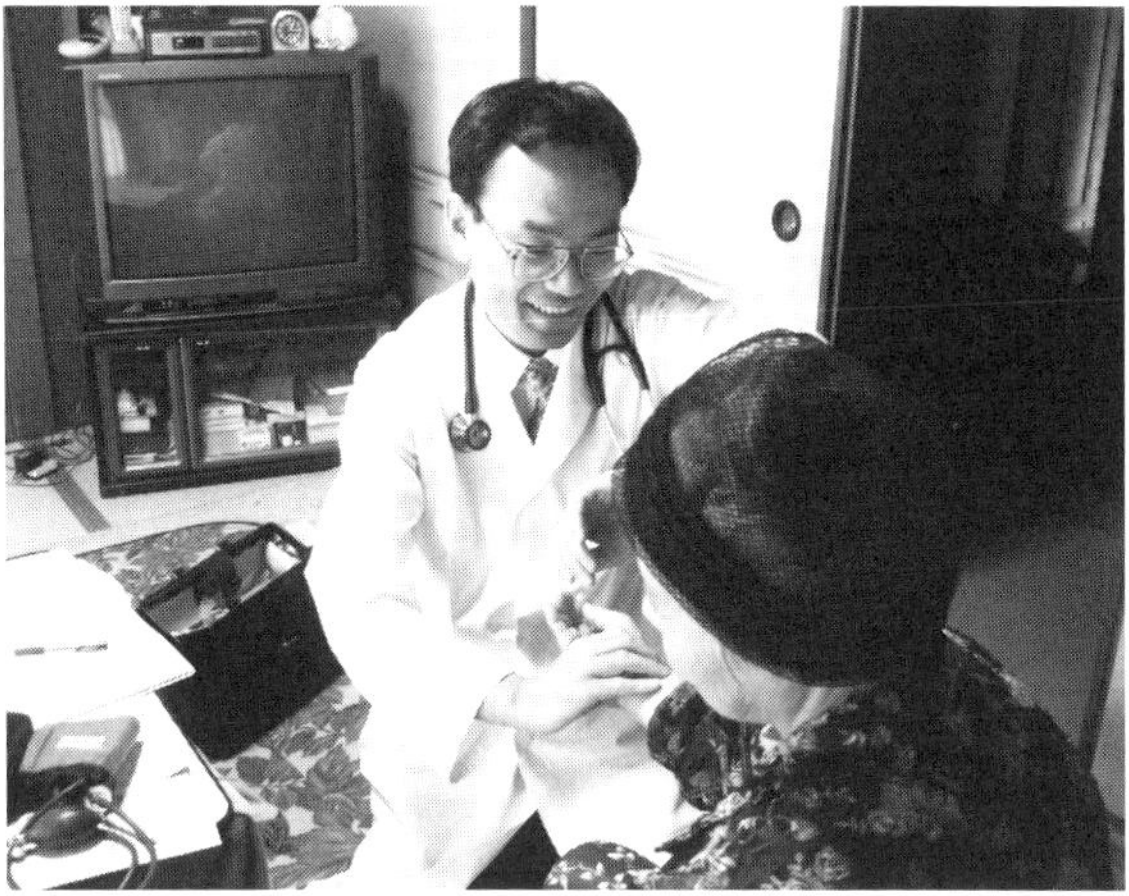

日本型の総合診療医

アメリカで一般的ではなく、日本で重要視されているのが在宅医療。日本の人口は減少しているが、65 歳以上の高齢者は増えている。

総合診療医は、単に医療機関に来院した人だけを診療するだけではなく、医療機関の外に出て在宅医療もきちんと対応することが要求されている。

絶対必要な「夢と情熱」

竹村　総合診療は、日本の医療現場でのブレークスルー（突破口）だと思います。私は、いろいろなことをやっていくのに、夢と情熱が必要だと思います。無理だと思ったら絶対無理ですが、こんな医者がいたら良いなという夢を、常に持ち続けていく必要があります。

診断も治療ができて、患者さん中心で、いろいろな人とも仲良くできる、そういう地域でのケアに必要なすべてができる医師たちを育てるという夢を持っています。夢を持たないと前に進めないのです。それは、学生にしろ研修医にしろ、同じだと思います。方向性が必要ですよね。

そして情熱、若い頃に、打算的にこじんまりするのではなく、とにかくやれるだけ、何でも死ぬほど頑張ってほしいです。情熱が無ければ、人生が面白くないです。

夢と情熱、この二つは、総合診療のキーワードだと思います。総合診療というのは、理想的な夢だと思います。他の専門診療科は、夢を持つにしても、学問体系が決まっていてその範囲で夢を描くと思いますが、総合診療は、より良い医療、住民のニーズに合ったより良い医療を創造していくという意味では、これからさらに理想的なケアが地域で行なわれる可能性が広がっています。わくわくしますよね。本当に医師になって良かったと心から思います。

＊現代医療を考える――

医療は、日進月歩である。

昨日まで助からないと言われた人が、今日には助かる時代になった。

通常困難な手術も名医によって奇跡的に助かる患者がいる一方で、さして難しくもない治療で、医者という名の野巫《ヤブ》によって殺される患者もいる。

主治医の誤診で改善しないまま、他の病院を回り、治療薬を貰うも治らないばかりか、ひどい場合は、処方された薬によって致命傷を残し、ショック死を起こしたりするケースもある。

このような医療の現状を鑑《かんが》み、ここに、明日の医療を切り拓《ひら》く最新治療を紹介する。

希望の最新医療

救いの総合診療医

新・総合診療専門医が日本の医療を変える！

2016年　11月17日　初版第1刷発行

編　者　桜の花出版 取材班

発行者　山口春嶽

発行所　桜の花出版株式会社

〒194-0021　東京都町田市中町 1-12-16-401

電話 042-785-4442

発売元　株式会社星雲社

〒112-0005　東京都文京区水道 1-3-30

電話 03-3868-3275

印刷・製本　　亜細亜印刷株式会社

ISBN978-4-434-22511-6 C0277